糖尿病専門ドクターが検証！

血糖値を下げる食事法について、実際に試してみた

ニック　院長
聡

KADOKAWA

はじめに

最初に、みなさんに1つの質問を投げかけてみましょう。

次の2つの食品のうち、食後の血糖値が高くならないように食べるとしたら、あなたはどちらを選びますか。

・白米 vs. 玄米
・食パン vs. 全粒粉パン
・うどん vs. そば

ほとんどのかたが、**白米より玄米を、食パンより全粒粉パンを、うどんよりそばを選ぶ**のではないでしょうか。

その理由としては、「一般的に、前者より後者のほうがよりヘルシーであるといわれているから」とか、「前者より後者のほうがＧＩ値（ある食品を食べたときに起こる血糖値上昇の目安の数値）が低い」といった点があげられるでしょう。

しかし、残念ながら、私の答えは違っています。

結論から申し上げます。

実は、**白米と玄米、食パンと全粒粉パン、うどんとそばのどちらを選んでも、あまり血糖値の上昇幅には変わりがありません。どちらも、同じくらい血糖値を上げてしまう。**これが正解なのですね。

というのも、ある食材を食べたときの血糖値の上昇の度合いは、その食材中に含まれている炭水化物（より正確にいえば、炭水化物は糖質＋食物繊維から構成されるため、そのうちの糖質）の量に基づきます。

冒頭の各食材、たとえば、白米と玄米に含まれている**炭水化物の量が同じ程度であれば、それらが消化吸収されたとき、白米も、玄米も、同じくらいの血糖値上昇を引き起こす**のです。

食パンと全粒粉パン、うどんとそばについても、同じことがあてはまります。

しかし、残念なことに、こうした事実はあまり知られていません。

本書は、**このような血糖値に関する誤解を解き、血糖値を上手にコントロールするために役立つ適切な食品の選び方や、血糖値を上げにくい食事の方法を提案する**ものです。

糖尿病というのは、よほど悪くならない限り、痛くもかゆくもありません。**自覚症状の出にくい病気**です。患者さんにも自分が病気だという認識があまりないのです。

だからこそ気づかないまま、どんどん状態を悪くしてしまう。相当に悪化してから、ようやく病院を訪れる患者さんも少なくありません。

血糖値をコントロールするために食事では何を食べたらいいか知らないまま、糖尿病になってしまい、病気をさらに悪くさせているかたがたくさんいらっしゃるのです。

そうした患者さんをたくさん診《み》ていくうちに、自分にも、もっとできることがあるのではないかという思いが強くなってきました。
18ページで詳しく解説しますが、ふだんの生活習慣が大きく影響する2型糖尿病の場合、患者さんの心がけひとつで、病気の悪化をとどめることもできます。ましてや糖尿病予備軍の、ちょっと血糖値が高めの人の場合、食事を変えれば、病気を予防することが十分に可能です。

糖尿病の患者さんやその予備軍のかたたち、あるいは、健康診断の数値がやや高めで、血糖値のことが気がかりになってきたかたたちのために、糖尿病の専門家として何ができるか、そう考えて私が始めたのが**YouTubeによる動画配信**でした。

それも血糖値に絞って、どんな食材が血糖値を上げるのか、みなさんに情報を提供し続けてきたのです。幸い、私の動画は多くのかたたちに閲覧されるようになり、中には再生数が100万を超えるものも出てきました。

本書は、YouTubeのコメント欄でみなさんがリクエストしてくださった要望にできるだけ答えたいというスタンスで作られています。**再生数が多く、人気のあったテーマについては、本書でもできるだけ取り上げるように努め、動画だけでは十分に伝えられなかった情報を補う**ことも心がけました。また、動画では公開していない新規の内容も盛り込んでいます。血糖値という切り口から、糖尿病についてのポイントとなる情報をできるだけ盛り込んだつもりです。

なお、本書の血糖値の検証実験では、食後の血糖値の測定に、持続的に血糖値をモニタリングできる機器を使っています。

厳密にいえば、この装置で出されるデータは、間質液中のグルコース濃度を測定したもの。採血したうえで計測される血糖値とピッタリ一致するわけでありませんが、ただ、**この値は血糖値の近似値として使うことが可能であるため、本書では、この計測データを採用し、その数値を「血糖値」として表記**しています。

また、それぞれの紹介データは、糖尿病内科医である**山村個人が行った（原則として）1回のみの検証による**ものです。

もちろん、すい臓の働き方は個人によって、年齢によって異なりますし、同じ人にしても、私自身の検証当日の体調などの影響を受けている数値であることは、断っておかなければなりません。

しかし、そうした少ない検証回数・限られた検証データであることを踏まえたうえでも、それらを本書で公表することは意義があると考えています。

糖尿病で現にお悩みのかたにとって、また、血糖値がやや高めで、値の上下動が気になっているかたにとって、**「この食事を食べたら、血糖値はどれくらい上がるのか」というのは、毎食のように頭を悩ませる、きわめて切実な問題**だからです。

血糖値をあまり上げない食事法を知るうえでも、ある食事を摂取したときの血糖値の変動（の近似値）の具体例、具体パターンを知ることは参考になるはずです。

それに先にも触れた通り、血糖値の上下動に関しては、意外に誤解されていることも多いのです。各食材の血糖値に関して、具体的で実践的な情報を提供する。それが本書の1つのねらいです。

本書では、「え⁉ 本当にそうなの⁉」といった意外な血糖値の真実に出合うことがあるかもしれません。

新しい情報との出合いを面白がりながら血糖値への興味を深め、かつ、それがご自身の血糖値コントロールにつながっていくとしたら、著者としてはこれに勝る喜びはありません。

では、さっそく始めましょう！

2025年2月

山村《やまむら》 聡《そう》

もくじ

はじめに —— 2

1章 血糖値と病気の関係性

糖尿病の基本中の基本、そもそも血糖値とは？ —— 16
高血糖はどうやって起こるか —— 18
最近よく聞く「血糖値スパイク」って何？ —— 22
高血糖や血糖値スパイクが続くとどうなるのか —— 26
〈しめじ〉や〈えのき〉や〈こがに〉の予防のため、どうしたらよいのか —— 30

2章 血糖値を下げる食事法とは

血糖値を下げるための食事法❶
食事で心がけておきたい４つのポイント —— 32
コンビニおにぎりは１個食べて50mg／dL、２個食べると約２倍上昇 —— 36

カレーライスで上がった血糖値、
いつまでも下がらない……　38
小麦製品の代表のピザは
急上昇のピークが2つ！　40
スイカはジュースだ！　仰天の急上昇　42
血糖値を下げるための食事法❷
食べる順番はベジファーストよりカーボラスト　44
ベジファーストって本当に効果的？　48
ナッツファーストはベジファーストと
同じように有効なのか？　52
水ファーストは効果があるのか？　54
プロテインファーストって、
やっぱりあり？　56

3章 どっちの食べ物が血糖値を上げないの？

血糖値を下げるための食事法❸
1日3食よりも急上昇させない工夫が大切　58
分食は効果的？　それとも逆効果？　62
牛乳と一緒に食べると血糖値が上がりにくい!?　64
血糖値を下げるための食事法❹
おやつも炭水化物を控えめに！　66
間食の定番であるポテトチップスは
すすめられないおやつなのか？　68
間食の強い味方！
プロセスチーズ&ゆで卵の結果は？　70
血糖値を下げるための食事法❺
早食いと夜食する人は要注意！　72

●うどんVS.そば
うどんよりそばのほうがヘルシーは大誤解 ―― 76
●十割そばVS.二八そば
そば粉が多くなれば、血糖値は
上がりにくくなるって本当？ ―― 80
●ハンバーグVS.ステーキ
みんな大好きお肉対決！
どちらが血糖値を上げるのか ―― 84
●パスタVS.丼
ランチの王道グルメ対決、
血糖値はどこまで上がる？ ―― 88
●みそ汁VS.コーンスープ
朝食に食べるなら、どちらがおすすめ？ ―― 92
●マーガリンVS.苺ジャムVS.ピーナッツバター
朝食トースト派の方は必見！
トースト塗りもの対決 ―― 96
●ポテトサラダVS.チキンサラダ
ベジファーストは身体にいいんじゃなかったの？ ―― 100
●寿司VS.刺身
寿司と刺身を食べ比べてみたらどうなる？
両者には大きな差が…… ―― 104
●ハイボールVS.日本酒
蒸留酒と醸造酒対決の行方は？ ―― 108
●ビールVS.レモンサワー
甘いお酒は要注意！
ビールは意外な結果に ―― 112
●赤ワインVS.白ワイン
どうして締めのラーメンが食べたくなるか、
その理由がわかった！ ―― 116
●焼き鳥：タレVS.塩
同じ焼き鳥、
タレと塩で違いが出る？ 出ない？ ―― 120

●柿の種VS.ピーナッツ
どちらが血糖値抑制に有効か。
おつまみ対決の結果は？ —— 124
●缶コーヒー：加糖VS.微糖VS.無糖
缶コーヒーの甘さの違いで、
どれぐらい血糖値の上昇に差があるのか —— 128
●ストレートティーVS.レモンティーVS.ミルクティー
紅茶対決、どの紅茶が好みですか？ —— 132
●牛乳VS.豆乳
どちらが血糖値をより上げると思いますか？ —— 136
●コーラVS.無糖コーラ
無糖コーラって本当に血糖値が上がらないの？ —— 140
●砂糖VS.人工甘味料
コーヒーにはどちらを入れますか？ —— 144
●チョコレート：ミルクVS.カカオ72％VS.カカオ95％
カカオの量でどれだけ血糖値に
変化があるのか？ —— 148
●どら焼きVS.低糖質どら焼き
和菓子がヘルシーと信じていませんか？ —— 152
●揚げせんべいVS.ビスケット
血糖値が気になる人には
どちらがおすすめ？ —— 156
●低糖質アイスVS.アイスクリーム
最近増えている低糖質アイスは
本当に血糖値を上げないの？ —— 160
●ポップコーンVS.ホットドッグ
映画館ではどちらを食べますか？ —— 164

4章 巷でヘルシーといわれている食品って、本当に血糖値に効果があるの？

●玄米
白米よりも本当にヘルシーなの？ —— 168
●全粒粉パン
「健康的」と思われている全粒粉は
血糖値も上がりにくいのか？ —— 172
●オートミール
健康によいと評判のオートミールだが……
血糖値との意外な関係が判明！ —— 176
●炊き立てごはんVS.冷やごはん
冷やごはんを例に、血糖値上昇の抑制が期待
されるレジスタントスターチの効果を検証 —— 180
●ヨーグルト
おなかにいいヨーグルトも
血糖値を上げてしまうのか —— 184
●スムージー
ヘルシーなイメージが強いが
材料によっては血糖値爆上げ!? —— 188
●お酢
食後血糖値の上昇を抑制する
効果があるって本当？ —— 192
●トクホのお茶
トクホのお茶VS.高糖質デザート
果たして抑制効果は発揮されるのか —— 196

●乳酸菌飲料
一世を風靡した高菌数乳酸菌飲料は
血糖値の観点から見ると健康的なのか——200
●オリゴ糖飲料
整腸作用のあるオリゴ糖飲料を飲むと、
血糖値はどういった影響があるのか——204
おわりに——212
●経口補水液
脱水症状の対策にはなるが、
血糖値を爆上げしてしまうので要注意！——208

執筆協力／速水千秋
デザイン／谷由紀恵
イラスト／ばばめぐみ
校正／一條正人

本書について

・2～4章に記載している血糖値の数値は、著者が実際に食べて計測した数値になります。計測時の体調などによって数値は左右されますので、あくまで参考値となります。また、カロリーや炭水化物などの数値に関しても、食べた商品（食材）や量によって変わりますので、こちらも参考値となります。

・本書内に記載の血糖値のデータは、専用器具で間質液中のグルコース濃度を測定したものになります。採血で計測される血糖値と完全に一致するわけでありませんが、この値は血糖値の近似値として使うことが可能であるため、本書ではこの計測データを採用し、その数値を「血糖値」として表記しています。

1章

血糖値と病気の関係性

糖尿病の基本中の基本、そもそも血糖値とは？

本書では、誰もが気になる糖尿病という慢性疾患について、血糖値という切り口から、みなさんの役に立つ情報を届けていきます。

そのために、最初に「血糖値とは何か」について触れておきましょう。

血糖値とは、血液の中のブドウ糖（グルコース）の濃度のことです。

このブドウ糖が何に使われるかというと、私たちが活動するときのエネルギー源となっているのですね。では、そのブドウ糖はどこからくるのでしょうか。

それは、主に食事から供給されます。

ごはんなどの主食に主に含まれているのが、炭水化物。炭水化物は、糖質と食物繊維からなりますが、このうちの糖質が消化されると、小腸で分解されてブドウ糖となり、それが血液に乗って全身に運ばれていきます（一部は、グリコーゲンとして肝臓に貯蔵されます）。

体内に取り込まれたブドウ糖の流れ

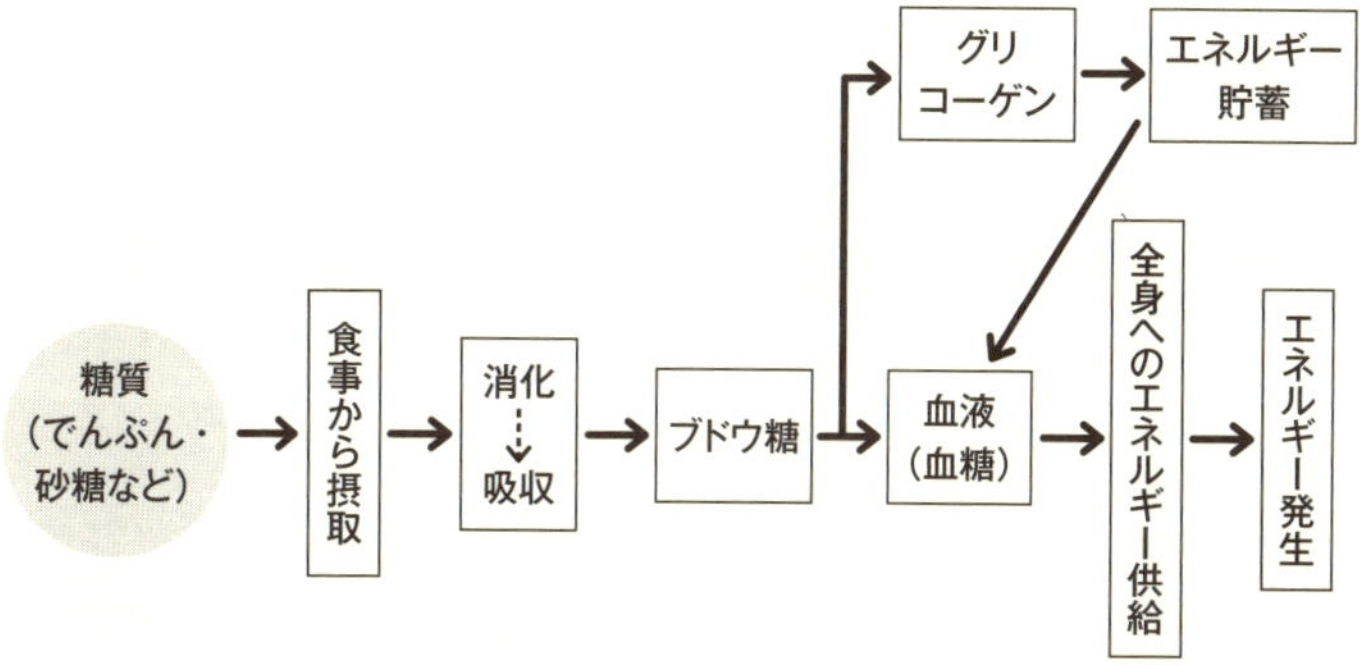

血液中のブドウ糖の濃度が高くなる（すなわち、これが「血糖値が上がる」ということ）と、すい臓からインスリンというホルモンが分泌されます。このインスリンの働きによって、ブドウ糖が身体の細胞に取り込まれ、そこでエネルギー源として使われます。

そして、筋肉や組織の細胞に取り込まれた**ブドウ糖がエネルギー源として使われる結果、血液中のブドウ糖の濃度は下がっていきます（これが「血糖値が下がる」ということ）**。

私たちの体内では、このブドウ糖の供給と消費がくりかえされており、それに合わせて、血糖値も上がったり、下がったりすることになります。

高血糖はどうやって起こるか

糖尿病の話題になると、「高血糖」という言葉をよく耳にされるかと思います。

高血糖とは、**血液中のブドウ糖の濃度が本来あるべき数値よりも高くなり、余った糖が血液中に停滞している状態**とお考えいただくとよいでしょう。ちなみに、血糖値の単位であるmg／dLはミリグラムパーデシリットルと呼び、基準値は空腹時の血糖値が110mg／dL未満、食後2時間の血糖値が140mg／dL未満となっています。その基準値を超えると耐糖能異常（糖尿病ないしは糖尿病予備軍）の可能性があります。

では、高血糖はどうやって起こるのでしょうか。なお、血糖値を下げるホルモンであるインスリンを遺伝的に出せないかたがいらっしゃいます。これによって高血糖状態が続いてしまうわけですが、これは1型糖尿病に分類されます。

遺伝以外の生活習慣の要因が大きい糖尿病が2型糖尿病で、本書が主に手助けしようとしているのはこちらのかたがたになります。生活習慣によって起こる2型糖尿病の主たる原因としては、およそ次の2つをあげることができるでしょう。

《高血糖が起こる主な原因》

・生活習慣の乱れ（食べすぎや肥満など）

・加齢

食事を通じて身体に入ってくる炭水化物の量が食べすぎによって多くなれば、分解されて吸収されてできるブドウ糖が増えて血糖値が上昇します。

食事をして血液中のブドウ糖が増えると、インスリンが分泌され血糖値が下がりますが、食べすぎると、血液中のブドウ糖の量が増えすぎて、インスリンが十分に処理しきれずに、高い状態が通常より続くことがあります。

この状態も高血糖状態といえますが、こうしたことがくりかえされていくと、インスリンを分泌しているすい臓が酷使されて疲れ切ってきます。すると、インスリンの出が悪くなって、血糖値が下がりにくい状態を作り出してしまいます。これによって、（恒常的な）高血糖の状態が引き起こされることになります。

また、肥満、ストレスなどによって、**インスリンの効きが悪くなる（＝「インスリン抵抗性」と呼びます）**ことがあります。インスリンがよく効かないので、高血糖が引き起こされてしまうパターンもあります。

さらに、**加齢も高血糖の重要な原因**です。年を取ると、すい臓のインスリンを分泌する力が落ちてきます。そうなると、上がった血糖値を下げられなくなるのです。また、糖尿病になりやすくなるのも、加齢によるすい臓の能力低下が影響しています。

このように加齢や食べすぎや肥満などの要因で、血糖値の高い状態が引き起こされ、それが続く結果として、しだいに糖尿病になるリスクが高まってきます。

まずは食後の血糖値が上がり始め、その後の食前や食後も血糖値の平均的に高い状態が続くようになり、ヘモグロビンＡ１c（血糖値の1～2か月の平均値を反映する指標）が高い状態を示すようになります。このような経過をたどり、そして、健康診断や人間ドックによって糖尿病と判定される人が出てきます。

診断の目安を次のページにあげておきましょう。

糖尿病と判定の目安

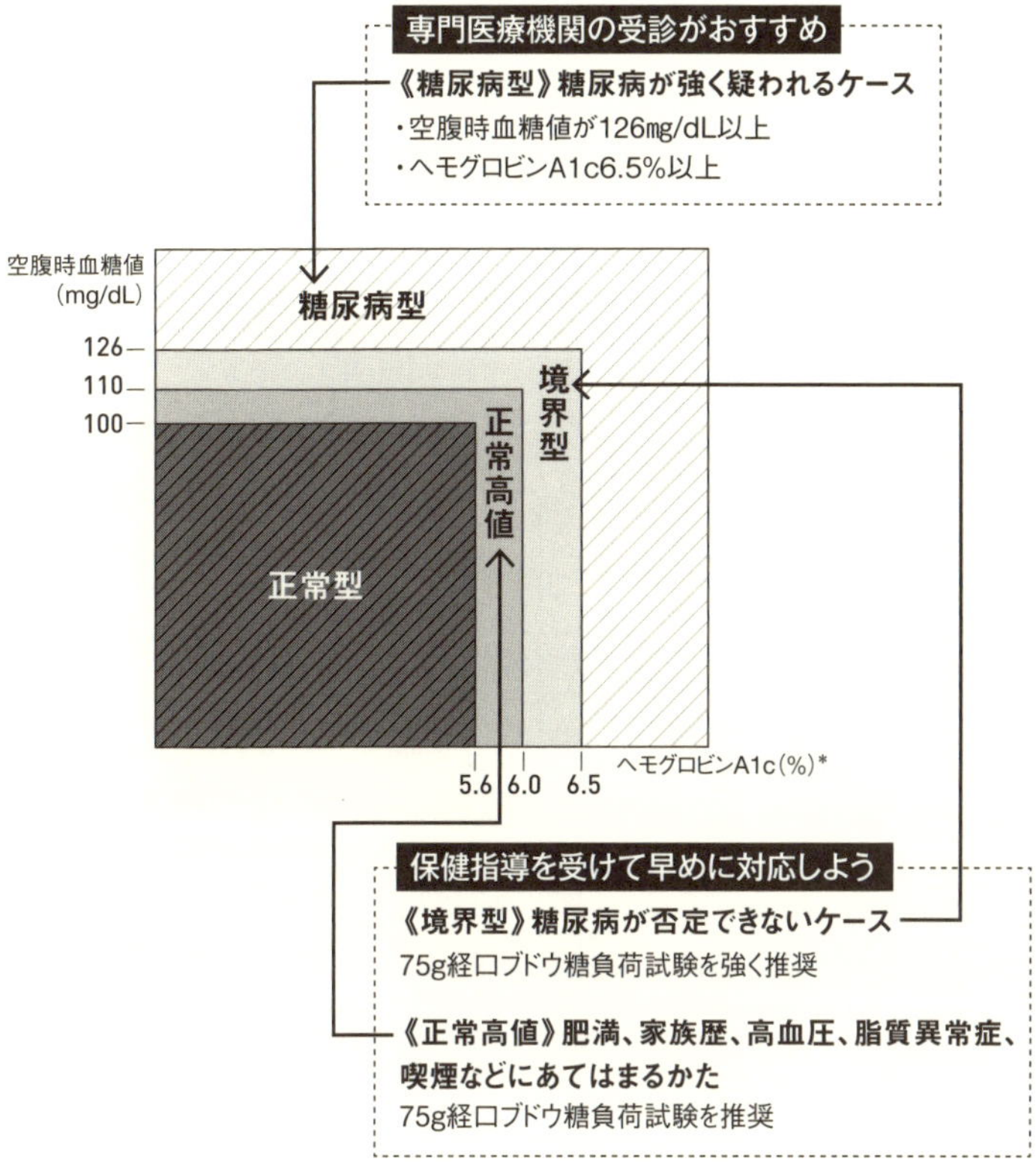

＊75g経口ブドウ糖負荷試験は、血糖値を正常に保つ能力(耐糖能)を調べる検査。糖尿病の正確な診断に有用

(「糖尿病の判定に関する検査値の扱い方について」東京都医師会より改変)

最近よく聞く「血糖値スパイク」って何？

みなさんも、「血糖値スパイク」という言葉をどこかで耳にしたり、ネットで見たりしたことがあるでしょう。

それでは、血糖値スパイクとは、いったいどういう状態を指すものでしょうか。

血糖値は、食事の前後で変動します。通常、この変動の波はゆるやかなものですが、**食後の血糖値が急上昇すること（かつ、その後急降下を起こすことも含めて）**があり、それが「血糖値スパイク」と呼ばれます。

実をいうと、血糖値スパイクに関しては、糖尿病の学術的な共通見解があるわけではなく、明確な数値による定義はいまのところありません。

たとえば、ある血糖値のモニタリング装置の判定では、**1分間で2mg／dL以上の血糖値の上昇があると、画面に「上向き矢印」が現れます。**それが急激な血糖値の上昇が起こっているという知らせになっています。

わかりやすくいえば、**30分で60mg／dL以上血糖値が上がっている場合、**血糖値スパイクが起こっているとモニタリング装置が判断しているのです。

一般的にいって、食事をとると、おおよそ食後30分〜1時間で血糖値のピークがやってきます。もし食前の血糖値が１００mg／dLだったものが、食後２２０mg／dLまで上昇していたら、これは明らかにスパイクといってよいでしょう。

また、**食後血糖値の上昇が１８０mg／dLを超えていたら、**その場合も血糖値スパイクの目安としてよいでしょう。

これだけの血糖値の上昇が起こると、すい臓からインスリンがドッと分泌され、血糖値を急激に下げようとします。すると、血糖値の急降下が起きます。このときグラフには、数値が急上昇したあと、急激に下がる、つまり、**「尖った波形」**が生じます。それが、**「スパイク（とげ）」**の形になるわけです。

血糖値スパイク自体が、糖尿病や動脈硬化のリスクになるという直接的な説明は、いまのところ、なされていません。しかし、血糖値スパイクがくりかえされることは、インスリンを分泌するすい臓や血管の負担になっていることは明らかです。

糖尿病の患者さんにとって、血糖値スパイクのような大きく、かつ頻繁な血糖値の上下動が動脈硬化を進行させる要因となることもわかっています。できるだけ回避したいのがこの現象なのです。まだ糖尿病になっていないかたにとっても、スパイクを起こさないことは、すい臓や血管を守っていくうえで大事になります。

ただ、困ったことに、この血糖値スパイクは、健康診断で測る空腹時血糖値には現れません。**このため、毎日の食事で血糖値スパイクが起こっていても、計測機器でモニタリングしていない限り、それが測れないため見逃されてしまうおそれ**があります。現在、健康診断の数値が正常な人であっても、血糖値スパイクが起きている可能性があるのです。

血糖値を日常的にモニタリングをしている患者さんであれば、血糖値の変動を手元でチェックすれば、いま血糖値スパイクが起きているかどうかがわかります。

問題なのは、血糖値のモニタリングが必要になるほど、血糖値が悪くないかたの場合ですね。ちょっと血糖値が高めで、血糖値スパイクが起こっているかどうか気になるという人の場合、わざわざ装置を使うのはハードルが高いかもしれません。では、どうしたらいいでしょうか。

実は、**血糖値スパイクの目安となる現象があります。とくに炭水化物の多い食事、うどんやそば、丼物などを食べたあとに、午後の会議とかで「ちょっと眠くなる」というかたは、スパイクが起きている可能性**があります。血糖値の急上昇によって眠気が出ることもあれば、いったん急上昇した血糖値が、インスリンの大量分泌によって急降下した結果、突然の眠気におそわれるケースもあります。

食事のあと、2時間ほどすると、「おなかが空いた」と感じることがあります。これも同様で、血糖値スパイクで急上昇した血糖値が急降下し、血糖値が下がりすぎた結果、**「反応性低血糖」**という現象が起きているのです。

これらはみな、血糖値スパイクが起きているという目安となりますから、**もしも反応性低血糖を疑うような諸症状が起きていることがわかったら、食事を変えていく必要があります。具体的には、血糖値スパイクを引き起こした直接の原因である、食事の炭水化物量を減らすこと。**ごはんを半分にしたり、炭水化物中心のメニューをやめたり等々ですね。

高血糖や血糖値スパイクが続くとどうなるのか

糖尿病というのは、痛くもかゆくもなりません。健康診断でもたいてい、「血糖値が高めですね」といわれるだけです。高血糖状態が長く続くと「すごくだるい」「のどが渇く」「トイレが近い」といった症状が出てきますが、基本的にはなんの症状も出てこない。このため、知らぬ間に病気が進行していく。そこに糖尿病の怖さがあります。

自覚症状が出ないので、それを放置していると、**「糖尿病性腎症」「糖尿病網膜症」「糖尿病性神経障害」**という、いわゆる糖尿病の三大合併症が起こってきます。

糖尿病は、血管の病気と考えてください。

高血糖で傷つけられやすいのが細い血管です。このため、身体の末端の血管から傷ついていきます。これによって、末端の細い血管が栄養供給を行っている、末端の神経組織が傷ついていくことになります。こうして神経障害が起きていきます。**「足の感覚が鈍くなる」「足がよくつる」**といった症状が起きてきます。

ほかに細い血管が集まっている代表的な臓器が、目と腎臓です。

高血糖で眼の裏側のスクリーン（網膜）の細い血管が傷つきます。血管が傷つき、詰まったり、細くなったりすると、血流を改善しようとして、新しい血管が作られます。これが新生血管です。新しい血管がちゃんと機能してくれればよいのですが、この新しい血管は元の細い血管よりもさらにもろいため、高血糖にさらされると、そこがすぐまた破れます。このように小さい出血がたびたび起こって網膜症が進行していきます。

ときには大きな出血が起こり、**眼底出血で失明の危険が生じることも**あります。

しかも、網膜症に関しては、**網膜の端のほうの血管から傷ついていくので、なかなか気づきにくく、とてもやっかいな**です。**眼底出血が起きてはじめて、実は糖尿病とわかるパターンも多い**のです。

もう1つ細い血管が集中しているのが腎臓です。

腎臓の細い血管が傷めつけられる結果、腎臓のろ過機能が少しずつ壊れてきます。本来なら、捨てられないはずのたんぱく質が尿に混ざるようになります。

腎臓はガマン強い臓器なので、自覚症状はなかなか現れません。ただ、近年の情報では、まだ糖尿病になっていない糖尿病予備群の段階から、腎臓の傷みは始まっていると考えられるようになってきました。

なお、糖尿病が引き起こす疾患について、よく患者さんに、**「〈しめじ〉で覚えましょう」**といっています。

し→神経障害、め→目の網膜症、じ→腎症というわけです。

高血糖にさらされた血管は徐々に傷つき、しなやかさが失われ、いいかえると動脈硬化が進んでいくことになります。こうした動脈硬化に起因するのが、**〈えのき〉**です。

え→壊疽、の→脳血管障害、き→狭心症をはじめとした心血管障害を指します。

壊疽《えそ》は、動脈硬化により足の血流が悪くなり、酸素や栄養の届かなくなった足の組織が腐ること。脳梗塞などの脳血管障害は命に関わるだけでなく、一命をとりとめても、麻痺《まひ》などの後遺症が残るおそれがあります。さらに狭心症や心筋梗塞などの心血管障害は即刻命に関わります。当然ながら、こうした疾患も予防したいのです。

さらに、**〈こがに〉**というのもあります。

こ↓骨粗鬆症、が↓がん、に↓認知症です。糖尿病は、これらの病気のリスクもアップさせてしまうと考えられています。

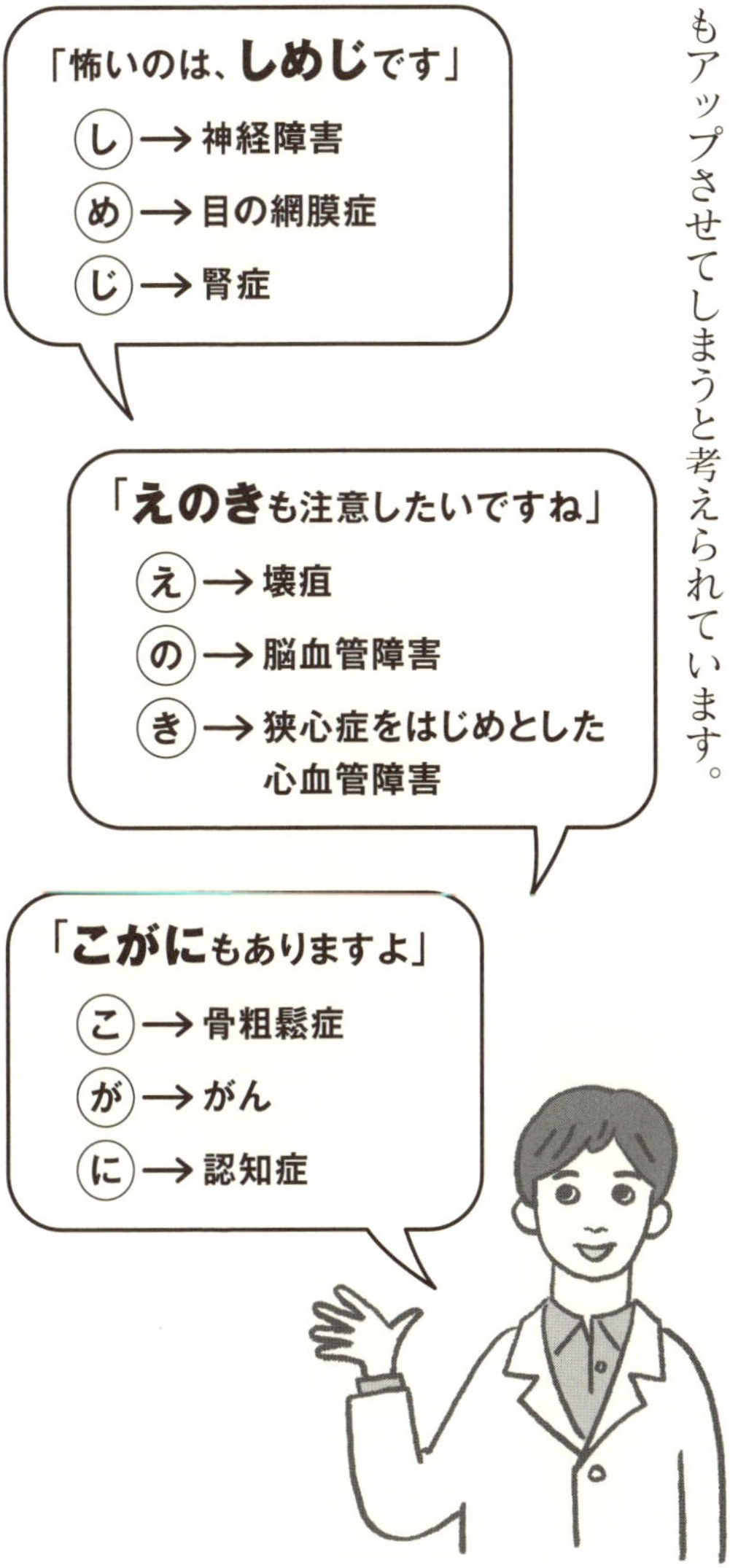

「怖いのは、しめじです」
し→神経障害
め→目の網膜症
じ→腎症
「えのきも注意したいですね」
え→壊疽
の→脳血管障害
き→狭心症をはじめとした心血管障害
「こがにもありますよ」
こ→骨粗鬆症
が→がん
に→認知症

〈しめじ〉や〈えのき〉や〈こがに〉の予防のため、どうしたらよいのか

糖尿病の予防・改善のための基本的な考え方としては、**食事療法、運動療法、薬物療法**の3つが大きな柱となることはいうまでもありません。

クリニックにくる患者さんの中には、かなり状態が悪くなってから来院するかたも多いので、最初から、薬物療法がメインとなることが少なくありませんが、予防という観点からいえば、なんといっても重要視しなければならないのは食事療法ということになります。

先ほども触れた通り、食後に反応性低血糖の症状が出ているようなかたは、明らかに炭水化物を取りすぎています。そこで、「食後に眠くなったり、食事の2時間後辺りの空腹感が出ないような炭水化物量を探してみましょう」とお話しします。

次の章では、こうした食事のコツを取り上げます。〈しめじ〉や〈えのき〉や〈こがに〉にならないため、おすすめしたい食事法のポイントを詳しくお話ししましょう。

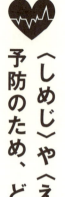

2章

血糖値を下げる食事法とは

血糖値グラフの見方

2～4章では、私自身が実際に食材を食べて血糖値を測定しています。縦軸が血糖値を示す「mg/dL（ミリグラムパーデシリットル）」、横軸は食べ始めからの時間の経過となります。

血糖値を下げるための食事法❶

食事で心がけておきたい4つのポイント

血糖値を下げるために、食事の際に心がけておきたいポイントあります。それが次の4つです。

《血糖値を下げるための食事法　4つのポイント》

- **何を食べると血糖値が上がるのかを理解する**
- **食べ順に気をつける**
- **1日の食事回数**
- **食事の注意点（間食・早食い・夜食）**

それぞれのポイントについて解説していきましょう。

まず1つめのポイントが、何を食べると血糖値が上がるかという問題です。

血糖値を上げるのは、食べ物に含まれる炭水化物です。**炭水化物は、糖質と食物繊維から構成されていますが、このうち、糖質が血糖値を上昇させる主たる栄**

糖質の多い食品

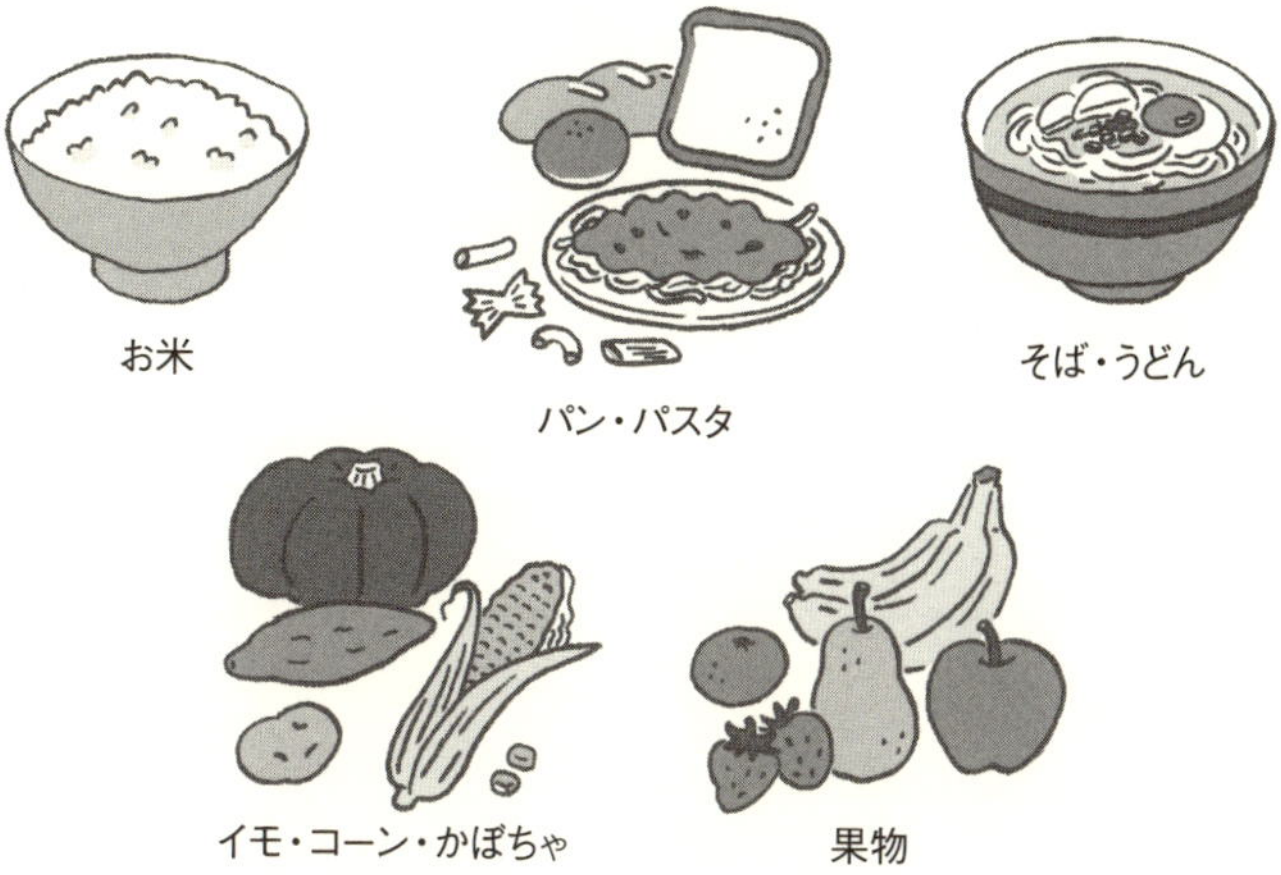
お米
パン・パスタ
そば・うどん
イモ・コーン・かぼちゃ
果物

養素とお考えください。そして、**食べ物に含まれる炭水化物量（＝糖質量）が血糖値に直結します。**

ですから、炭水化物（糖質）を多く含んだ食品、**ごはん、パン、パスタ、うどん、そば、イモ、コーン、果物、フルーツジュース**などが血糖値を大きく引き上げます。

ここで触れておきたいのが、GI値の問題です。GI値とは、グリセミック・インデックス（Glycemic Index）の略で、ある食品を食べたときの食後血糖値の上昇の度合いを示す指数です。

GI値が高い食品を食べると、血糖値が急上昇しやすく、逆に、GI値が低い食材を食べると、血糖値が上がりにくいとされています。

ただし、GI値はあまり過信しないほうがいいと私は考えています。

低GIならどんな食品でも血糖値が上がらない、と思っておられるかたが非常に多いのです。しかし、これは明らかな勘違いです。低GIだからといって血糖値が上がらないということはありません。このことはぜひ理解しておいてほしいです。たとえば、うどんとそば。そばのほうがGI値が低いとされていますが、両者を食べたとき、その**血糖値上昇の程度を決めるのは、それぞれに含まれる炭水化物（糖質）量**であり、GI値は反映されません。

うどんも、そばも、同じ量の炭水化物（糖質）が入っていれば、同じように吸収されて、同じような値まで血糖値を上昇させます。

問診の際、「うどんをそばにしました！」と、患者さんが誇らしげに報告してくれることがあります。それは、血糖値を下げるためのチャレンジをしてくれた報告であるわけですから、いきなり否定はしないのですが、「実はね」とお話しすることになります。本書でも、うどんとそばの検証を実際に行っていますから、ぜひそちらもご参照ください（76ページ参照）。

血糖値を下げるという目的で、**注目すべきは、その食品のGI値ではなく、食品の成分表示に示されている炭水化物（糖質）量**ということになります。

また、**甘い食べ物、とくにスイーツには気をつけましょう。**

ご高齢のかたほど、「果物は身体にいい」とお考えになるかたが多いのです。

たしかに身体にいい栄養成分を含んでいるものもありますが、**フルーツは炭水化物としてかなりの糖質量を有するものが多いので、食べすぎれば、血糖値を上げてしまう**要因となります。血糖値を気にしている方の場合、もしもデザートとしてフルーツを召し上がりたいなら、その分、ごはんなどの主食の量を減らす必要があるでしょう。

続いて、炭水化物（糖質）を多く含んでいる代表的な食材を取り上げて、実際に血糖値がどれくらい上がるか検証してみましょう。

取り上げるのは、コンビニおにぎり、カレーライス、ピザ、スイカの4品です。

コンビニおにぎりを1個食べて50mg／dL、2個食べると約2倍上昇

コンビニおにぎりを食べたときの血糖値グラフ

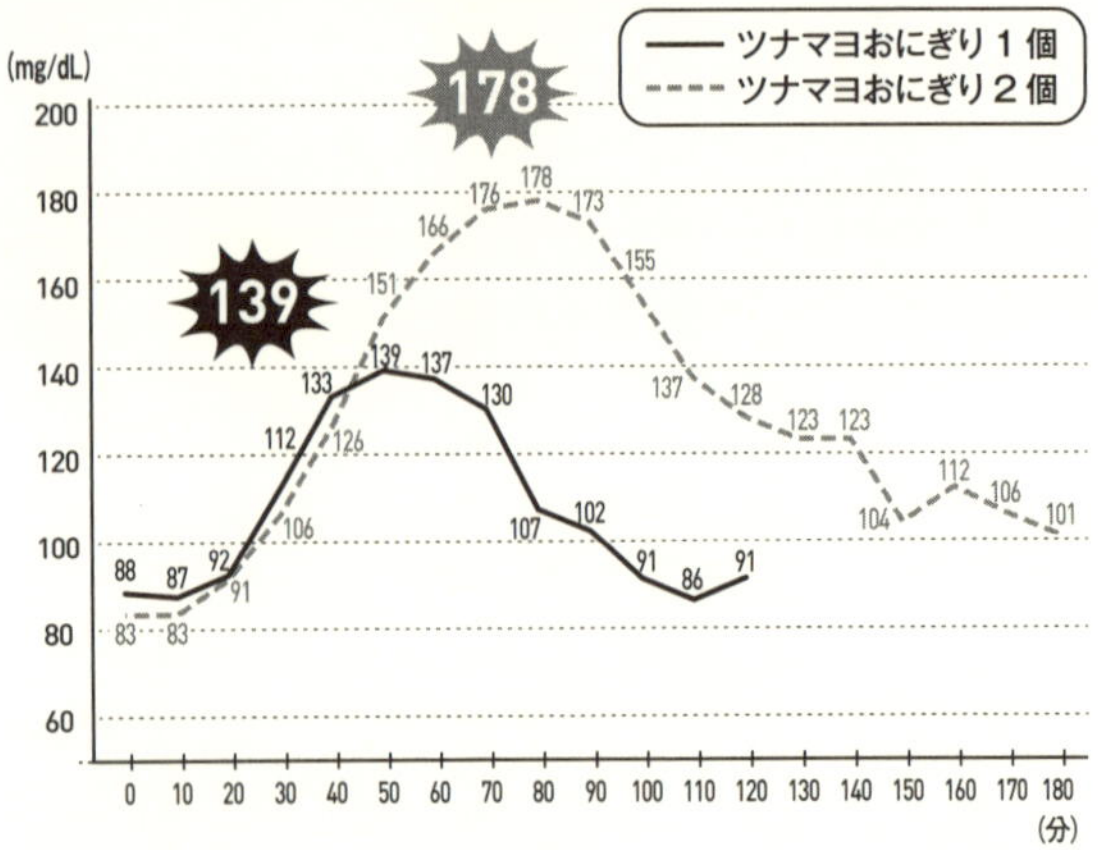

1個当たり
エネルギー 232kcal
炭水化物 37.8g（糖質36.7g）

2個当たり
エネルギー 464kcal
炭水化物 75.6g（糖質73.4g）

	ツナマヨおにぎり２個	ツナマヨおにぎり１個
初期値	83 mg/dL	88 mg/dL
	↓80分後	↓50分後
最大値	178 mg/dL	139 mg/dL
上昇幅	95 mg/dL	51 mg/dL

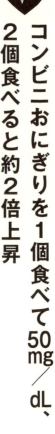

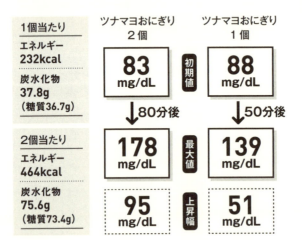

コンビニおにぎり（ツナマヨ）を1個食べた場合と、2個食べた場合で、血糖値の上がり方にどんな違いが出るでしょうか。

1個の場合（炭水化物量37・8g）。**初期値（スタート時点の血糖値）が88mg／dL**、50分かけてピークに到達。ピークは**139mg／dL**でした。その**上昇幅は51mg／dL**です。

2個の場合（炭水化物量75・6g）。**初期値が83mg／dL**、80分かけてピークの**178mg／dL**に到達。**上昇幅は95mg／dL**でした。

1個で51mg／dLの血糖値が上昇、2個でほぼ倍近くの95mg／dL上昇。炭水化物量も2倍。ですから、**炭水化物量と血糖値が見事に相関**しています。炭水化物をとればとるだけ、血糖値が上がるおそれがあるということがよくわかりますね。

ただし、家で炊いたお米だと、ここまできれいな相関関係は生じません。これは**コンビニおにぎりの特性といってもよいでしょう。**

コンビニの加工されたおにぎりは、非常に消化しやすいように製品化されているので、血糖値がスムーズに上がりやすい傾向があるのです。このことも知っておくといいでしょう。

カレーライスで上がった血糖値、いつまでも下がらない……

カレーライスを食べたときの血糖値グラフ

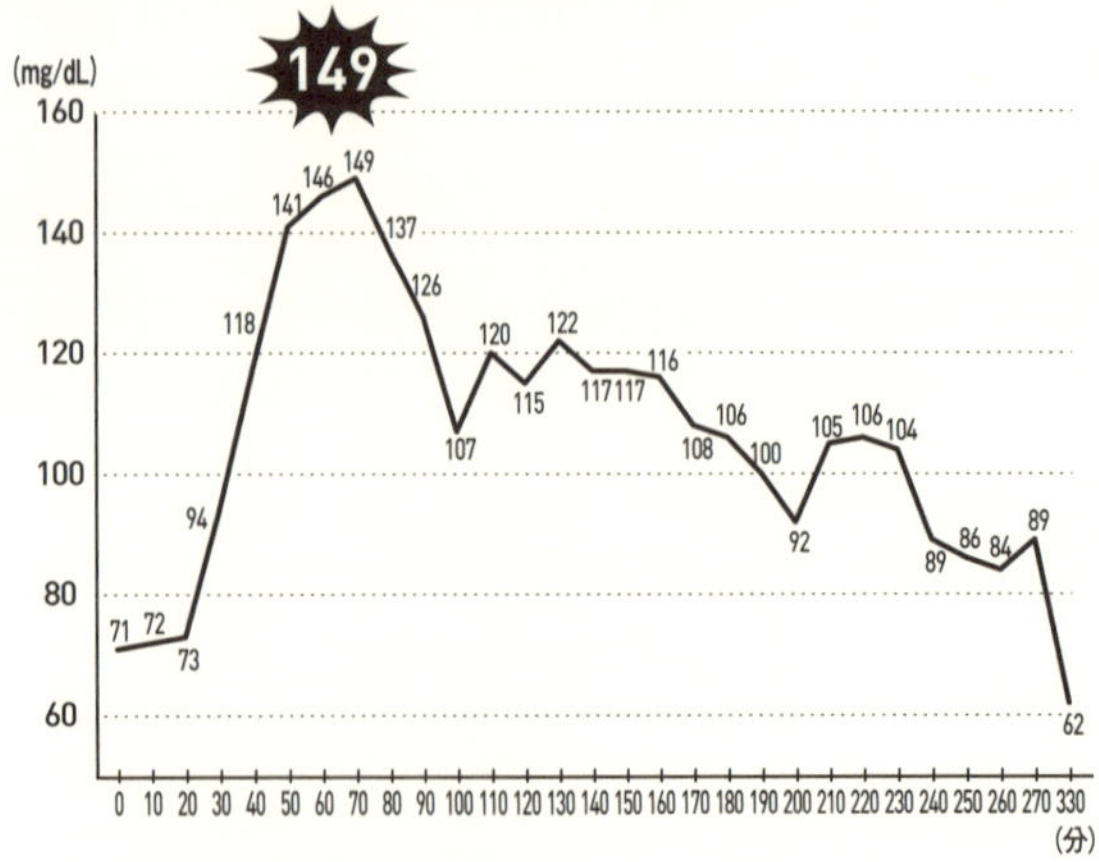

カレーライス

初期値	71 mg/dL
↓ 70分後	
最大値	149 mg/dL
上昇幅	78 mg/dL

ポークカレーライス（300g）
エネルギー 755kcal
炭水化物 126.5g

カレーライスは血糖値を上げやすいレシピです。食べると、急激に血糖値が上昇し、70分でピーク値に到達しました。脂質も多いため、その後だらだらと血糖値が下がり続けることに。血糖値が下がり切らない時間が長くなれば、当然、すい臓の負担となります。

カレーライスは血糖値を上げやすい代表的なレシピです。**ごはんの量が多い（今回のポークカレーはライス300g）**だけではなく、**カレーのルーにも小麦粉**が含まれているため、炭水化物の多い食品だからです。

検証の結果は……。**初期値が71mg／dL**、70分かけてピークに達し、**149mg／dL**を記録。**上昇幅は78mg／dL**でした。

カレーライスの場合、脂質がかなり含まれています。**脂質の影響で炭水化物の消化がゆっくりになり、血糖値の上昇もゆるやかに**なります。

しかも、その**大量の炭水化物（126・5g）がじわりじわりと吸収される結果、血糖値が下がるのにも時間がかかります。**今回の検証でも、血糖値が元の数値まで戻るのに、**なんと5時間**もかかりました。

こういう下がり方がだらだらと続くと、**食後に猛烈に眠くなったり、だるくなったりする可能性**があります。血糖値の高い状態が長時間続くので、糖尿病のリスクも高まります。お昼にカレーライスを食べてしまうと、午後の仕事がしんどくなりそうですね。

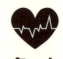

小麦製品の代表のピザは急上昇のピークが2つ！

ピザを食べたときの血糖値グラフ

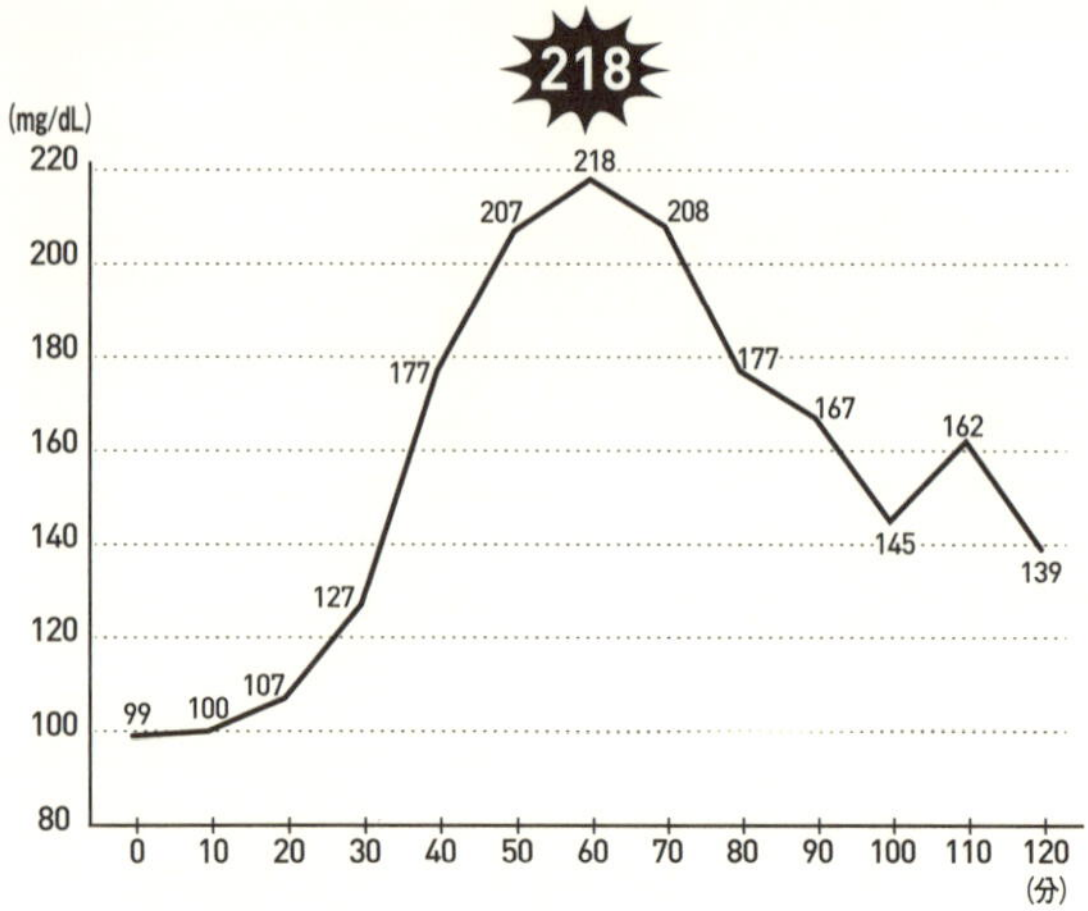

ピザ

初期値 99 mg/dL

↓ 60分後

最大値 218 mg/dL

上昇幅 119 mg/dL

Mサイズ
(4ピース)

エネルギー
448kcal

炭水化物
約50g

個人的感想になりますが、米よりも小麦製品や麺類のほうが加工されているため、血糖値が上がりやすい印象があります。消化がいい分、血糖値が上昇しやすいのです。食後110分の2つ目の山にも注目。「二峰性の変動」で、炭水化物のとりすぎを示します。

ピザの**初期値が99mg／dL**。60分でピークの**218mg／dL**に達しました。**上昇幅はなんと119mg／dL**。含まれる炭水化物量は約50gですが、それだけでコンビニおにぎり2個分以上の血糖値上昇を引き起こしています。

とくに着目してほしいのは、**110分辺りに、もう1つ小さな山ができている**こと。炭水化物量が多いと、血糖値が1回上がったあと、インスリンが大量に分泌され、血糖値が下がり始めます。ただ、その一方、消化がさらに進んでいき、糖がまた血液中に増えていく状態も続いています。このため**最初のインスリン分泌だけでは足りなくなり、もう1回血糖値が上昇し、2度目のインスリン分泌が起こる**のです。これが**「二峰性の変動」**です。グラフを見ていただければわかるように、ピークが2つできています。モニタリングしているかたたちは自分の計測値に**2つ山ができていたら、1食の炭水化物量が多い**のだと考えましょう。

2回インスリンが分泌されるので、その分、すい臓の負担も大きくなります。もちろん、血糖値スパイクも起こっているので、それも負担となります。二峰性の変動が起きていたら、食事の量を減らすことを真剣に検討する必要があるのです。

スイカはジュースだ！　仰天の急上昇

スイカを食べたときの血糖値グラフ

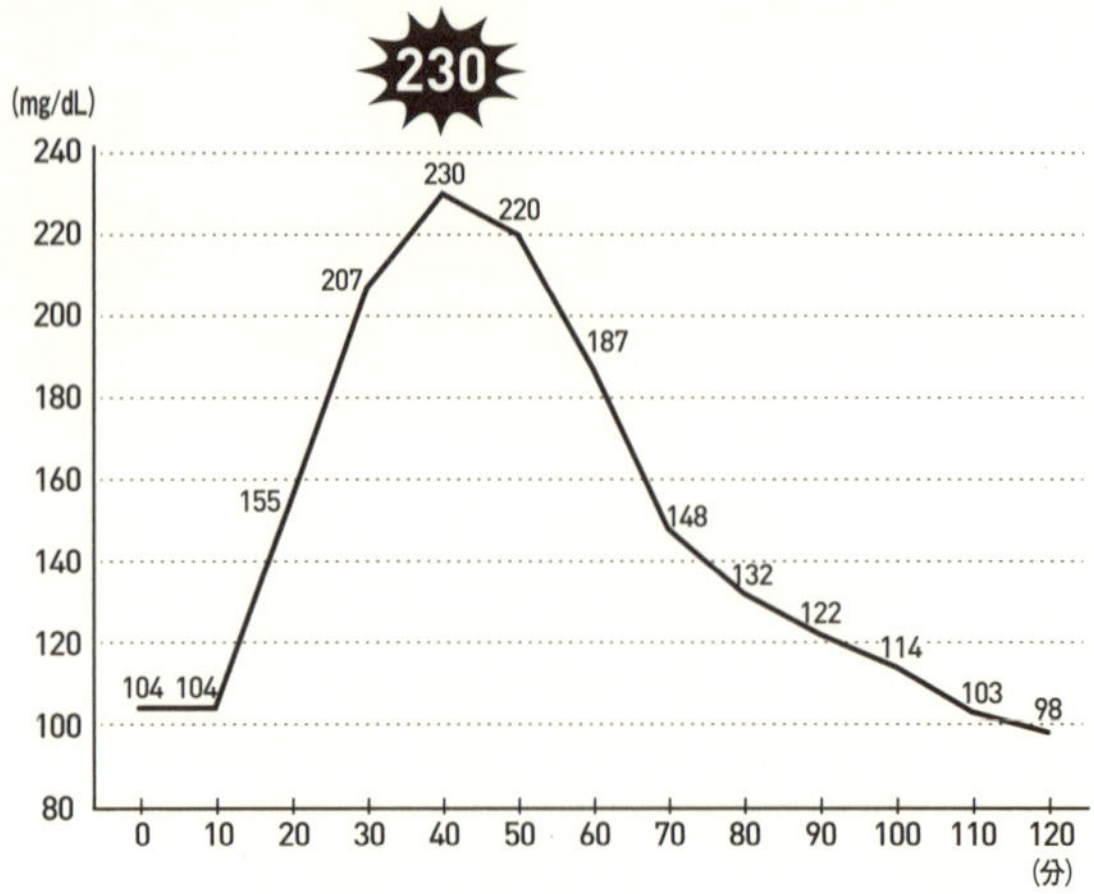

スイカ

初期値　**104** mg/dL

↓ 40分後

最大値　**230** mg/dL

上昇幅　**126** mg/dL

スイカ 1/8カット
エネルギー 246kcal
炭水化物 約57.0g

食べて10分後から、血糖値が急上昇し、40分後には230㎎／dLまで到達しました。フルーツはヘルシーだと考えていらっしゃるかたが多いのですが、たとえヘルシーでも、スイカのように血糖値を上げしまうものが少なくないので、食べすぎには注意しましょう。

血糖値の観点からいうと、フルーツは注意が必要な食品の1つです。

スイカ（1／8カット：炭水化物量57・0g）で、検証してみました。**初期値は104mg／dL**、血糖値はグイグイと急上昇し、ピークは40分後で**230mg／dL**に達しました。**上昇幅は126mg／dL**にもなっています。とくにスイカのようなフルーツの場合、水分と果糖を含んでおり、ジュースを飲んでいるのに近い状態。水分が多いと、それだけ吸収がよいため、血糖値が上がりやすく、126も上昇することに。また、**果糖は脂肪に変わりやすいので、フルーツを取りすぎると太りやすく**なります。なので、量を取りすぎないよう心がけてください。1日で果物を食べてよい摂取量の目安は**両手ですりきりの量。リンゴだったら半分、バナナだったら1本、みかん（小）なら2個**などを目安にしましょう。

個人的な体感として、検証中、結構おなかが空いてきた感じがありました。**炭水化物を多めの食事をとって血糖値が急上昇・急降下を起こしたあとに起こるのが反応性低血糖。**インスリンが効きすぎて低血糖状態になり、おなかが空いてくるのです。**イライラや頭痛、集中力低下などの不快症状が出るおそれもあります。**

血糖値を下げるための食事法❷

食べる順番はベジファーストよりカーボラスト

食べ順といったとき、みなさんの頭にパッと思い浮かぶのは、**「ベジファースト」**でしょう。

そもそも、ベジファースト流行の発端となった最初の研究は、「食事の10分前に野菜を食べた場合と、主食（ごはん）を先に食べて10分後にほかの食事を食べた場合とで比較すると、野菜を先に食べたほうが血糖値の上がり方がゆるやかになることがわかった」といったものでした。この論文がきっかけとなって、世間では、「先に野菜を食べると、何か身体にいいらしい」とか、「ダイエットもできる」とか、「糖尿病にいい」とか、いろいろなことがいわれ始めました。

ベジファーストが一般的に大流行して、広く使われるようになったおかげで、現在では、食べ順の工夫というと、もっぱらベジファースト一辺倒になってしまっています。

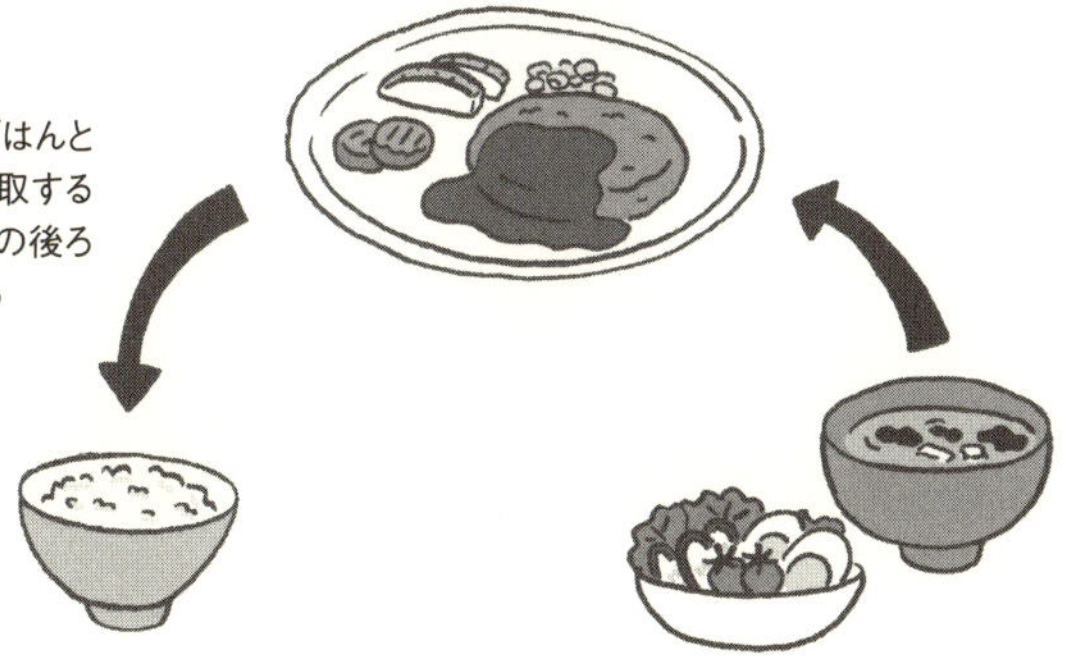
ベジファーストより、ごはんといった炭水化物を摂取する際は、できるだけ食事の後ろに回すことを意識する

しかし、**食べ順の工夫は、とくにベジファーストでなくともよい**とお考えください。

最も肝心なのは、**血糖値を上昇させてしまう炭水化物（＝糖質）を摂取するのを、できるだけ食事中の後ろに回す**こと。

「カーボラスト」という言葉も使われています。

つまり、炭水化物（カーボ）を最後（ラスト）に食べようということですね。

アメリカ・ニューヨークのウェイル・コーネル医科大学のカーボラストに関する研究を紹介しましょう。

この研究では、3つの食事パターンを比べています。

- パターン1（カーボファースト）：パンとオレンジジュースを食べ、10分後に鶏肉とサラダを食べる
- パターン2（カーボラスト）：鶏肉とサラダを食べ、

10分後にパンとオレンジジュースを食べる

・パターン3（三角食べ）：鶏肉と野菜サラダ、パン、オレンジジュースをそれぞれ半分ずつ食べる。10分後に、残りの半分を食べる。

下記のグラフのように、この3者を比較したところ、**炭水化物を最後に食べるパターン2（カーボラスト）では、血糖値の変動が非常にゆるやかで、急上昇も抑制されている**と報告されています。たしかに、グラフのようにカーボラストがいちばん穏やかな変動になっています。

和食のコース料理のように考えるといいですね。コース料理は、前菜があって、肉

3つの食事パターンによる血糖値の変動

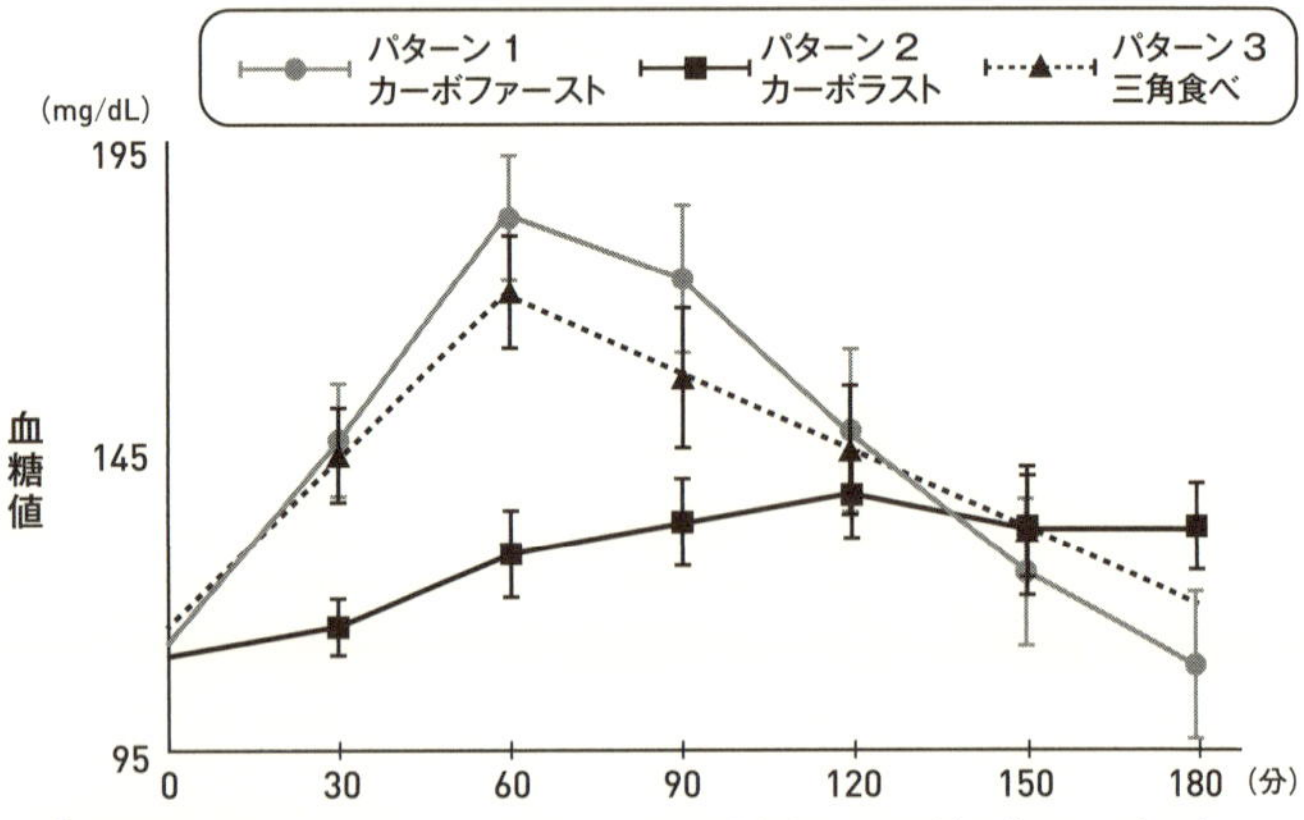

※「Carbohydrate-last meal pattern lowers postprandial glucose and insulin excursions in type 2 diabetes」より

や魚のメインがきて、最後はごはん（主食）、デザートとなります。ちゃんとカーボラストになっているのです。中華のコース料理でも、最後がごはん、ですね。伝統的な食べ方は、理に叶っているといってもよいでしょう。こうしたわけで、すすめられるのは、**ベジファーストばかりではなく、カーボラスト。つまり、ナッツを食事前に食べておくナッツファーストや、たんぱく質（プロテイン）を先に食べておく、たんぱく質（プロテイン）ファーストもあり**ということなのです。

ただ、一般的にいって、食事の10分前にサラダだけ先に食べて、じっと10分待ってから食事を食べ始めるというのは、あまり現実的ではないかもしれません。そうした点では、ナッツやゆで卵などのほうが「〇〇ファースト」として行うときには使い勝手がいいでしょう。ちなみに、アメリカの研究ではベジファーストを10分前に行っていましたが、15分ほどあけても大丈夫です。

カーボラストを実践していくためには、無理なく続けられることが肝心です。なので、自分の嗜好に合ったもの、あるいは、そのときの状況に合ったものを選んでいくのがいいでしょう。

ベジファーストって本当に効果的？

ベジファーストの血糖値グラフ

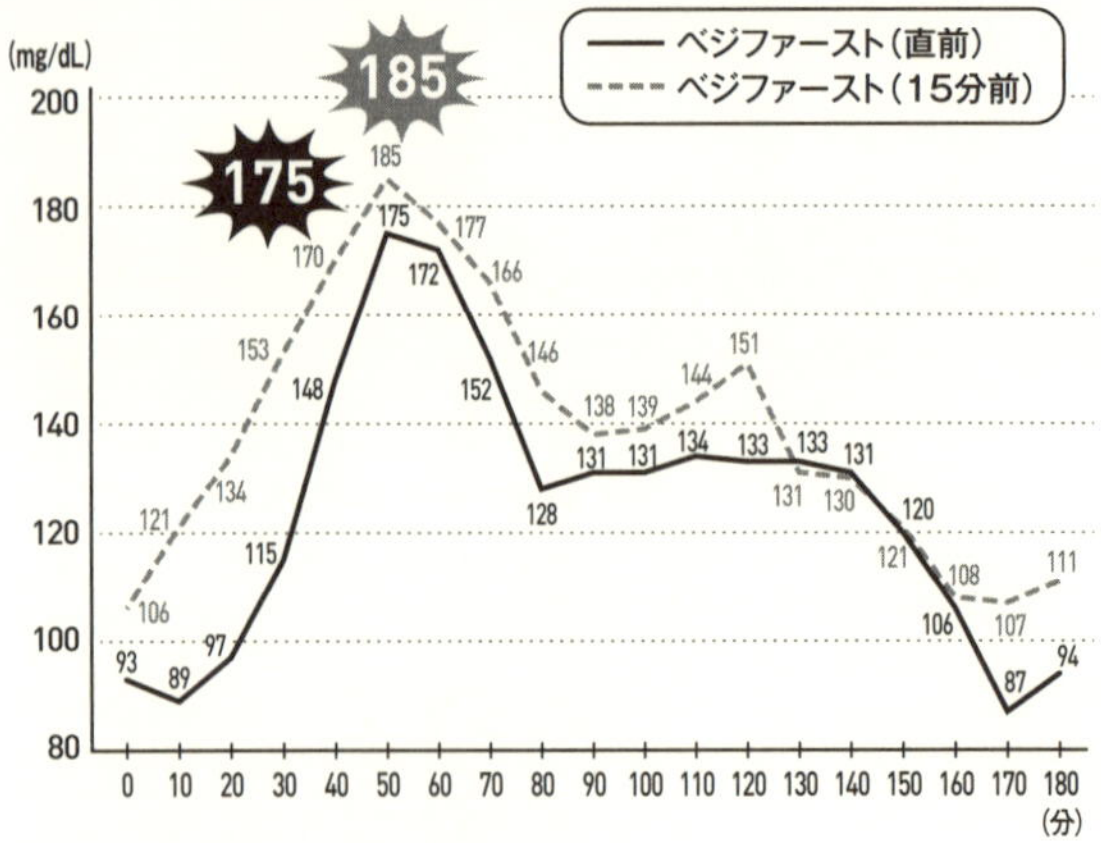

おにぎり
2包装当たり

エネルギー
464kcal

炭水化物
75.6g
（糖質73.4g）

サラダ（ドレッシング込み）

エネルギー
133kcal

炭水化物
11.7g
（糖質4.0g）

	ベジファースト（15分前）	ベジファースト（直前）
初期値	106 mg/dL	93 mg/dL
	↓50分後	↓50分後
最大値	185 mg/dL	175 mg/dL
上昇幅	79 mg/dL	82 mg/dL

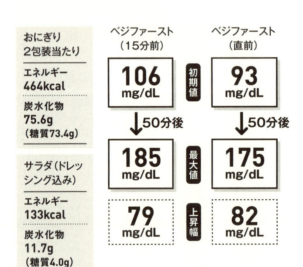

ベジファーストは、すっかり多くのかたに知られるようになった食事法ですが、現在では、ベジファーストが一人歩きしているような印象もあります。

ベジファーストをただのダイエット法のように思い込んでいたり、「何か身体にいいらしい」といったふうに漠然と理解している人も多いようです。

ここでは、本来の意味に立ち返って、ベジファーストを行うと、実際に血糖値の上がり方によい影響を及ぼすかどうか、調べてみました。

検証は、2つの方法で行いました。
①野菜サラダを直前に食べ、すぐコンビニおにぎりを食べる
②まず野菜サラダを食べ、15分待ってから、コンビニおにぎりを食べる（本来のベジファーストに準じた食べ方）
野菜サラダは「ツナ&コーンサラダ」を採用。含まれる炭水化物量は6・6g（糖質4・0g）。ドレッシングに炭水化物5・1gを含みます。

コンビニおにぎりは「ツナマヨ」2個。炭水化物量は75・6g（糖質73・4g）です。さっそく、①の結果を見てみましょう。

初期値が93mg／dL、ピーク値が175mg／dL（50分）、その上昇幅が82mg／dLとなっています。

次に、②の結果。**初期値が106mg／dL、ピーク値が185mg／dL（50分）、上昇幅が79mg／dL**でした。

すでに、コンビニおにぎりに2個については検証を行い、その検証例も36ページで紹介しています。そのときのデータが、**初期値が83mg／dL**、ピーク値**178mg／dL**、**上昇幅は95mg／dL**です。

コンビニおにぎりを単体で食べたときは、まず、**上昇幅で比べると、サラダと一緒に食べた場合より、コンビニおにぎり単体のほうが、10前後高くなっています。**

野菜サラダを食べることによって、血糖値の上昇が、やはり、ある程度抑制されたということになるでしょう。

また、その上昇の度合いについても、15分前に食べた場合よりも直前にサラダを食べた場合のほうが、ピークまで急上昇しているようです。**15分前にサラダを**

食べておくと、上昇の勢いが少しゆっくりになったように見えますね。

2例では、ともにピークを過ぎたのち、血糖値がすぐにスッと下がっています。その後の変化で、グラフ上では横ばいが続いているように見える部分がありま す。これはグラフ作成上の数字のマジックで、実はこの横ばい部分は、最初のピークのあとに、もう1つのピークができている部分と考えてください。

つまり、ここでは、**「二峰性の変動」が起きている**のです。この二峰性の変動に関して、15分前にサラダを食べていたほうが直前にサラダを食べた場合よりも、横ばい時間が若干短いように見えます。15分前のほうが先にスッと落ちています。こうした点からも、ベジファーストが血糖値のピークを下げることに貢献していると見てとることができるでしょう。

いうまでもありませんが、二峰性の変動が起きているということは、おにぎり2個というのは、1食で摂取する炭水化物量として多すぎることを示しています。**サラダを先に食べたからといって、おにぎりをたくさん食べていいということにはならない**ので、その点もお忘れなく。

ナッツファーストはベジファーストと同じように有効なのか？

そうめんのみと、ナッツ→そうめんの順で食べたときの血糖値グラフ

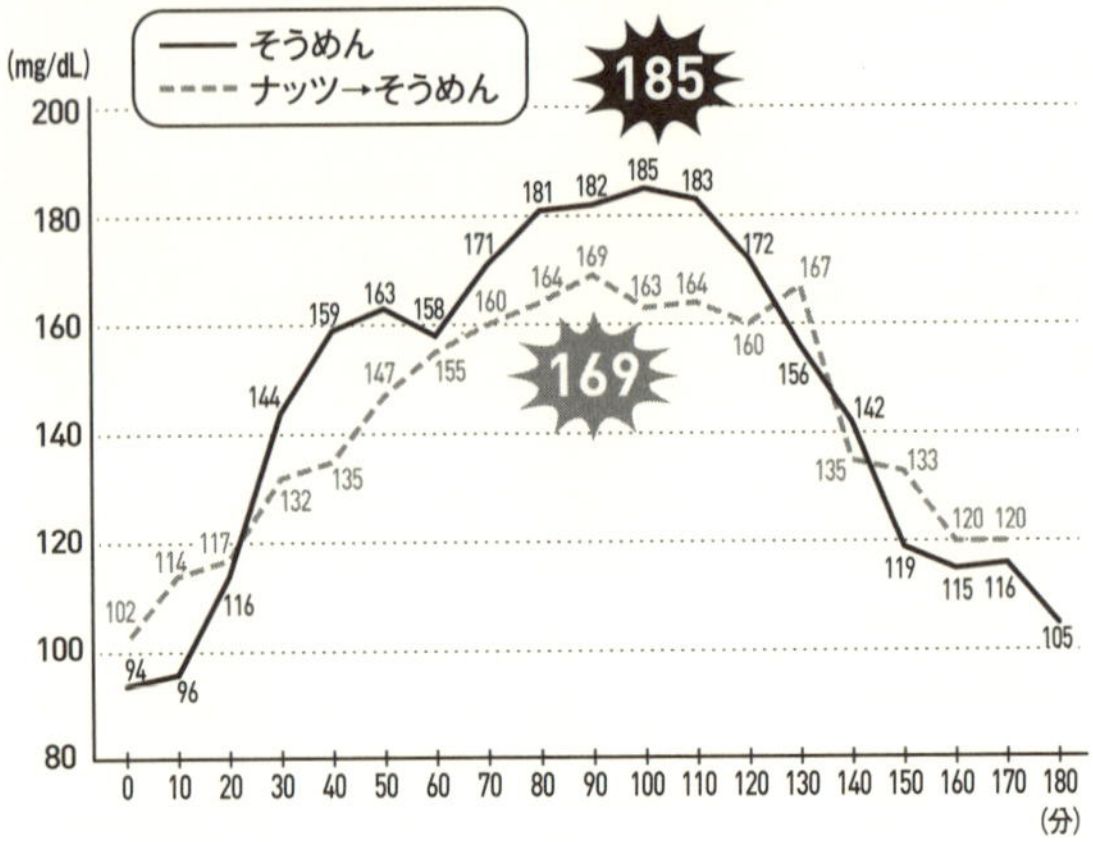

そうめん（200g）当たり
エネルギー 228kcal
炭水化物 51.6g

ナッツ1包装（35g）当たり
エネルギー 231kcal
炭水化物 4.0g

	ナッツ→そうめん	そうめん
初期値	102 mg/dL	94 mg/dL
	↓90分後	↓100分後
最大値	169 mg/dL	185 mg/dL
上昇幅	67 mg/dL	91 mg/dL

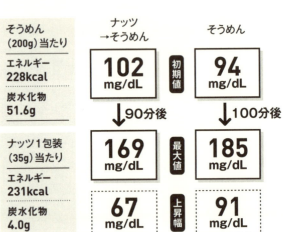

先ほど言及したナッツファーストは、ベジファーストと同じくらい有効なのでしょうか。そうめん（2束くらい、炭水化物51・6g）だけを食べた場合と、ナッツを15分前に食べ、それからそうめんを食べた場合とで検証してみました。

そうめんのみの場合、**初期値が94mg／dL**、ピークが**185mg／dL、（100分）**。**上昇幅は91**。

ナッツを15分前に食べてから、そうめんを食べた場合、**初期値が102mg／dL**、ピーク値は**169mg／dL、（90分）**。**上昇幅は67mg／dL**でした。

そうめんも炭水化物なので、血糖値をかなり上げてしまうことになりますが、上昇の度合いは比較的ゆっくりでピークも遅めです。その理由は、そうめんは、あまり噛まずに飲み込むため消化に時間がかかるからと考えられます。

ナッツのほうは、**さらに上昇度合いがゆっくりとなり、ピーク値も下がってい**ます。その**上昇幅の差が24mg／dL**もありました。たしかに、**ナッツファーストでも、血糖値の上昇が明らかに抑えられた**ことが示されました。ナッツファーストは、血糖値の上昇抑制にしっかり役立ちそうですね。

水ファーストは効果があるのか？

水→おにぎり、おにぎり→水、水＋おにぎりの順で食べたときの血糖値グラフ

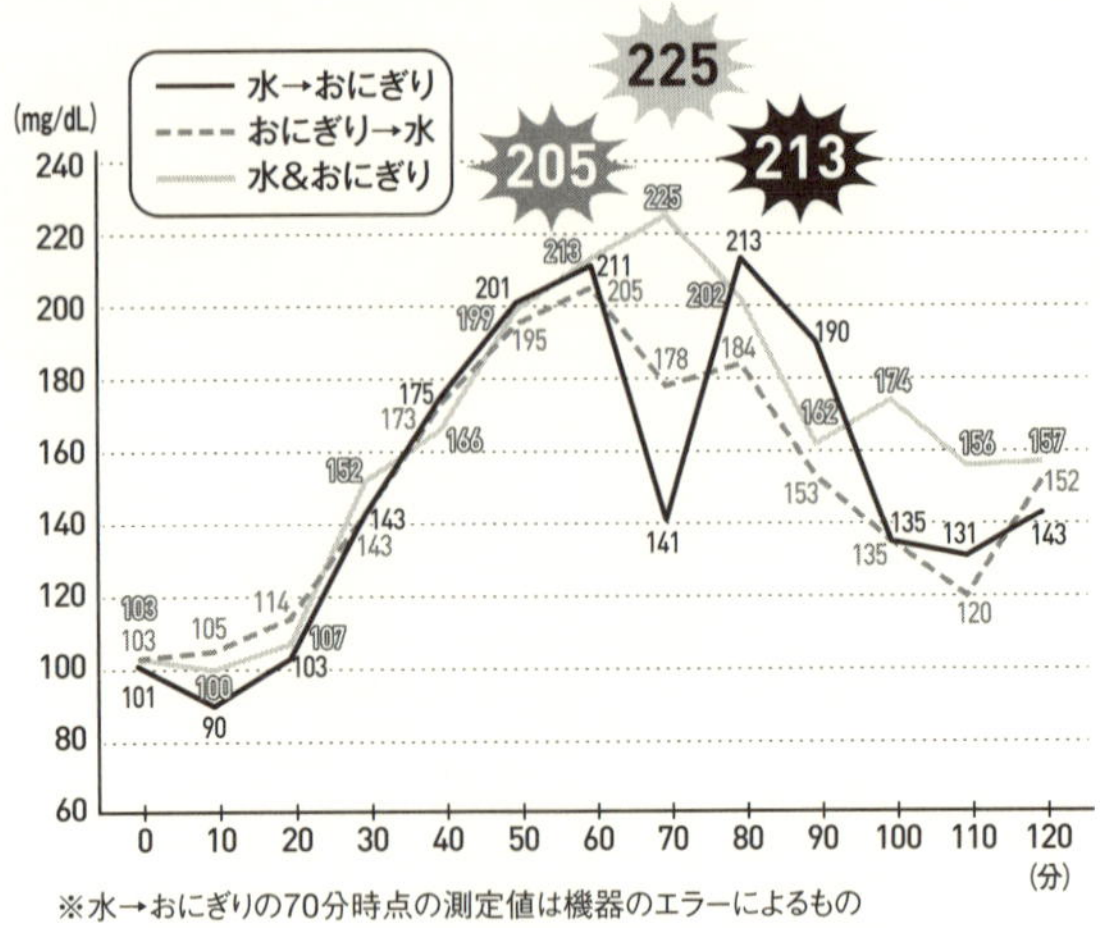

※水→おにぎりの70分時点の測定値は機器のエラーによるもの

	水＋おにぎり	おにぎり→水	水→おにぎり
初期値	103 mg/dL	103 mg/dL	101 mg/dL
	↓70分後	↓60分後	↓80分後
最大値	225 mg/dL	205 mg/dL	213 mg/dL
上昇幅	122 mg/dL	102 mg/dL	112 mg/dL

2包装（218g）当たり

エネルギー
452kcal

炭水化物
73.8g
（糖質71.6g）

YouTubeで多くのかたからコメントをいただいていたのが、「水を飲んでいると血糖値の上昇が抑えられるのですか」という質問でした。水を飲むと、濃い糖の液が水で薄められて、血糖値の上昇が抑えられるイメージでしょうか。

そこで、3パターンで検証してみました。

パターン1：先に水を飲んで、おにぎり2個食べる

初期値が101mg／dL。ピークが**213mg／dL**（80分）。**上昇幅は112mg／dL**。

パターン2：おにぎり2個を先に食べて、それから水

初期値が103mg／dL。ピークが**205mg／dL**（60分）。**上昇幅が102mg／dL**。

パターン3：水を飲みながら食べる

初期値が103mg／dL。ピークが**225mg／dL**（70分）。**上昇幅122mg／dL**。

結果はというと……う〜ん、3つとも大差ないという結論になりますか。

そもそも水と糖の代謝はまったく別物のため、水を飲んでも、血糖値には直接影響ありません。たとえば**コーヒー（無糖）やお茶なども、水と同様に血糖値を上げ下げする効果をもたらすことはできません。**

プロテインファーストって、やっぱりあり？

カップ焼きそばのみ、プロテイン→カップ焼きそばを食べたときの血糖値グラフ

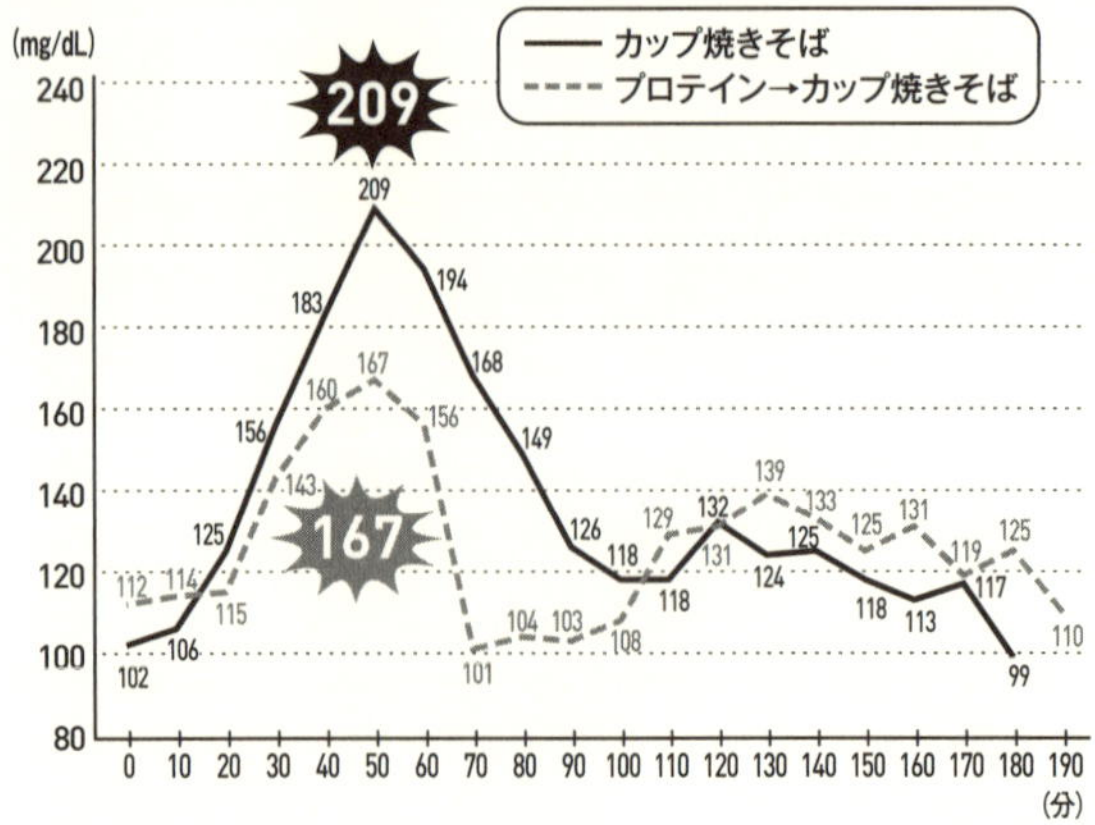

カップ焼きそば
エネルギー
544kcal
炭水化物
64.9g
(たんぱく質8.9g)

プロテイン
エネルギー
102kcal
炭水化物
10.6g
(たんぱく質15.0g)

	プロテイン→カップ焼きそば	カップ焼きそば
初期値	112 mg/dL	102 mg/dL
	↓50分後	↓50分後
最大値	167 mg/dL	209 mg/dL
上昇幅	55 mg/dL	107 mg/dL

食事の15分前にプロテインをとってから、カップ焼きそばを食べると、血糖値の上昇が抑えられるかどうか、検証してみました。

プロテイン（たんぱく質15・0g、炭水化物10・6g）を飲んでから、カップ焼きそば（炭水化物64・9g）を食べます。

初期値は112mg／dL。食後、血糖値は急上昇し、ピークが**167mg／dL**（50分）。**上昇幅は55mg／dL**となりました。

以前、同じカップ焼きそば単体で検証したことがあります。そのデータは、**初期値が102mg／dL**、ピークが**209mg／dL**、**上昇幅が107mg／dL**でした。

想定していた以上にプロテインがいい仕事をしている、といってもいいのではないでしょうか。**上昇幅が50以上減っています。**食前にたんぱく質を食べておくと、その後の食事の血糖値上昇をベジファースト同様に下げてくれそうですね。

ベジファースト、ナッツファースト、プロテイン（たんぱく質）ファーストはそれぞれ効果ありでした。**炭水化物を食事の終わりに持ってくるカーボラストなら、どのパターンでもよさそうです。**そうなれば食事の選択の幅も広がりますね。

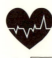

血糖値を下げるための食事法❸

1日3食よりも急上昇させない工夫が大切

血糖値をコントロールするうえでは、1日の食事回数は何回がいいのでしょうか。

一般には、1日3食がいいとされています。

その理由については、次の3つがよくいわれています。

《1日3食がすすめられる理由》

・欠食のリスク

・セカンドミール効果

・体内時計への影響

食事を抜くことを医療用語で「欠食」といいますが、**欠食をすると、次の食事で空腹感が強くなるため、結局、ドカ食いをしてしまい、血糖値が上がってしまう**といわれています。

2番目のセカンドミール効果というのは、**1日のうちで最初にとった食事が、**

2回目の食後血糖値にも影響を及ぼすことをいいます。

具体的にいえば、ファーストミール（朝食）での食事内容がよい、すなわち、血糖値の上がりにくい食物繊維などが多めの食事とると、セカンドミール（昼食）の血糖値も上がりにくくなる作用があるとされています。

3番目の体内時計とは、私たちの身体の中にあって、体温や睡眠、血圧等々の生理現象を一定のリズムで調整しているもの。

ただ、ヒトの体内時計のリズムは、24時間周期よりも少しだけ長いため、そのままにしておくと、外界の24時間周期とズレが生じてしまいます。そのズレを調整するために、体内時計をリセットする必要があります。

このリセットに役立つのが、朝日を浴びることや朝食をとること。

朝食をとることによって体内時計がリセットされ、自律神経などが正しく働き始めるとされています。

こう話してみると、「朝食をとったほうがいいんだな」と感じる人も多いでしょう。

朝食をとることで体内時計が整い、朝の欠食が回避でき、いい内容の食事をとれば、昼の血糖値上昇の抑制に役立つということです。

また、1日3食に分けてとったほうが、1日に摂取すべき栄養素をバランスよく摂取できることもよく指摘されています。

このように多くのメリットがあるとされているため、すすめられることが多い1日3食ですが、実は、**私自身は、1日3食についてあまりこだわっていません。**

1日2食派の人や1日1食派だった人が、1日3食の効能を理解・納得して、それまでの習慣をすんなり変えられるなら、それはそれで問題ありません。

しかし中には、それほどスムーズに移行できない人もいるでしょう。本人の生活スタイルや職業上の制約などもあります。

いうまでもありませんが、人にはそれぞれ、長年培《つちか》ってきた食べ方があります。長い年月をかけて習慣づけられている食べ方を変えるというのは、そうそう簡単ではないケースが多いのではないでしょうか。

強引に変えようとすると、本人にとっても、それなりの負担になるはずです。長年の食習慣を変えようとしたとき、強いストレスを感じる人もいるでしょう。

そのストレスが大きく、結局、1日3食が続けられなくなってしまったら、意味がありません。それに、そもそもそういった精神的ストレス自体も、血糖値を上げる要因ともなるものです。ですから、その人にとって**ストレスなく、無理なく続けられる食事法がいちばん。**

「1日1食の人や1日2食の人が、1日3食に変えようとして難しいと感じるなら、無理に変えなくてもいいですよ」というのが、私の立場です。

もちろん、現在、1日3食を実践しているかたなら、それを続けていきましょう。

重要なのは、食事の回数自体ではなく、1日にとるそれぞれの食事において、いかに血糖値の急上昇を引き起こさせない工夫をするかということです。

1日2食派のかたなら、たぶん最初の食事となるお昼の15分ほど前に、ナッツを適量食べておきましょう。加えて、お昼の食事内容に配慮する（炭水化物量を減らす＝たとえば、ごはんを半分にする）ことも行えば、これらによってお昼の血糖値上昇をある程度予防できます。**無理に1日3食にしなくとも、自分のやりやすい範囲内の方法で血糖値のコントロールが可能になる**のではないでしょうか。

分食は効果的？　それとも逆効果？

食事回数を多くする**「分食」**という食事法もあります。**1日の食事を5回に分けたり、6回に分けたりする**わけです。これによって、1回ごとの炭水化物の摂取量を減らし、その都度の血糖値上昇を抑えようというねらいがあります。

これは、妊娠糖尿病の治療などに用いられている食事法です。しかし、これは妊娠糖尿病の例のように限られた条件の人にすすめられるもので、**一般には、残念ながらおすすめできません。**たとえば、お昼を2回に分け、おやつの時間にその分を食べて、食事回数を増やすと、そのたび、すい臓からインスリンが分泌されることになります。食事回数が増えれば増えるだけ、すい臓が働く機会が増えることにつながるので、かえってすい臓の負担となりかねません。しかも、1日3食の人が5分食にすると、1食で減らした量に比べて、分食（間食）で食べる量が増える（＝1日の総摂取量も増える）傾向にあります。

私たちは長いスパンで見て、すい臓の機能を守っていくことが肝心です。その点で、インスリンを通常より回数多く分泌させる分食はすすめられないのです。

すい臓は、一生のうちで分泌できるインスリンの量が決まっていると考えるとわかりやすいでしょう。すい臓を酷使してしまえば、すい臓が出せるインスリンがどんどん減ってきてしまう。そんなふうにイメージしてもらうといいですね。

すい臓のインスリンを出す力は、①使いすぎても出せなくなる②加齢によっても出せなくなるので、大事に使わなければなりません。

そういう意味では、1日3食より、1日1食のほうがいいという側面もあることになります。1日1食の場合、そのときインスリンが大量に分泌されることになりますが、すい臓はその1回だけがんばればよいわけです。

また、食べない時間（いわば断食の時間）が長くなれば、その間にすい臓を休ませることができます。**プチ断食には、すい臓を休ませる時間が作れるというメリットがあります。** 1日1食も1日2食も、あるいは、1日3食もあり。分食でなければどれもOKです。自分に合った食事法を選んでいただくのがいいでしょう。

牛乳と一緒に食べると血糖値が上がりにくい!?

サンドイッチだけと、サンドイッチ+牛乳を
食べたときの血糖値グラフ

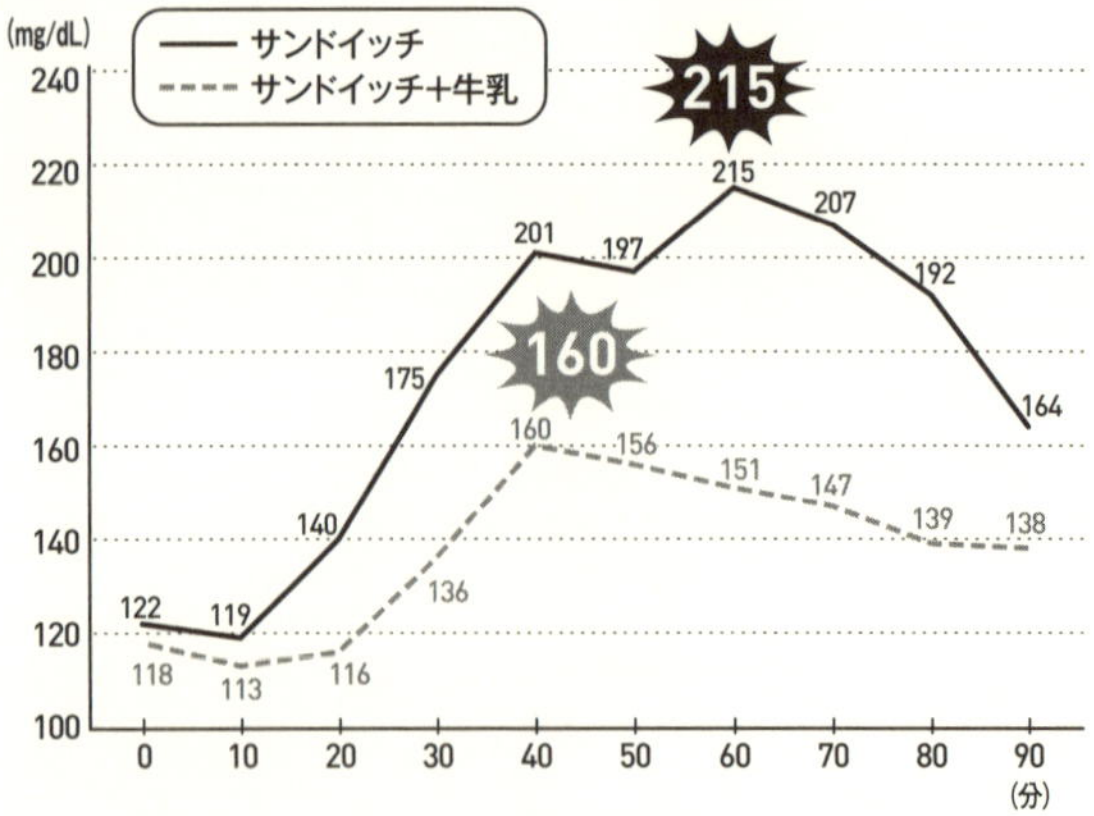

サンドイッチ 1個当たり	
エネルギー	280kcal
炭水化物	24.4g (糖質22.5g)

サンドイッチ 1個+牛乳 1包装当たり	
エネルギー	417kcal
炭水化物	34.3g

	サンドイッチ+牛乳	サンドイッチ
初期値	118 mg/dL	122 mg/dL
	↓40分後	↓60分後
最大値	160 mg/dL	215 mg/dL
上昇幅	42 mg/dL	93 mg/dL

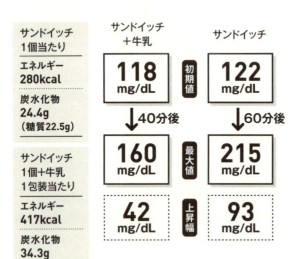

ここでは、いろいろな検証実験を行っていくうちに見えてきた牛乳の可能性について触れておきましょう。実は、**「牛乳を飲みながら食べると、血糖値が上がりにくい」**可能性が高く、実際に試してみました。

レタスサンド1個（炭水化物24・4g／糖質22・5g）を単体で食べた場合と、牛乳1包装（炭水化物34・3g）と一緒に食べた場合で比べてみました。

レタスサンド単体の場合、**初期値が122mg／dL**、ピーク値**215mg／dL**（60分）、**上昇幅93mg／dL**でした。

牛乳と一緒に食べると、**初期値が118mg／dL**、ピーク値が**160mg／dL**（40分）、**上昇幅がわずかに42mg／dL!**

牛乳、すごいですね。予想以上に血糖値の上昇が抑えられる結果となっています。**上昇幅で50超の差**ができています。レタスサンド自体は、血糖値をかなり上昇させてしまう食品でしたが、その血糖値上昇を牛乳が抑制していると考えられます。牛乳に含まれる**乳脂肪が、糖質の消化と吸収を抑えてくれる**ため、この結果となっているのでしょう。牛乳好きのかたにとっては朗報ですね。

血糖値を下げるための食事法❹

おやつも炭水化物を控えめに！

食事法の4つめのポイントとして、食事の注意点をあげておきましょう。

①間食

②早食い

③夜食

の3つです。

まず間食を解説すると、先に触れた分食のマイナス点と同じことがあてはまります。

間食とはいえ、炭水化物量の多いおやつを食べてしまえば、当然ながら3食のごはんと同様に血糖値を上げてしまいます。その点で、やはり、すい臓の負担となるのです。**とくに間食が習慣になっている人は、ほかの食事でも炭水化物を多めにとっている傾向があります。**

炭水化物量が多い食事をとっていると、血糖値が急上昇したのち、急降下します。そして血糖値が下がったとき、おなかが空いてしまうのです。これが、**反応性低血糖**です。反応性低血糖が起こり、何か食べると、また血糖値が上がります。そのあと血糖値が下がったとき、さらにまた、おなかが空くというパターンがくりかえされていくことになります。

お昼にラーメンとライスを食べてしまうと、2時か3時におやつを食べたくなり、おやつを食べると、4時にも、またおなかが空いて食べてしまう。帰ると、またおなかが空いて……さらに夕食を食べすぎて、寝る前にもおなかが空くことになるのです。こうしたパターンにはまっているかたが少なくありません。

間食が習慣になっているかたは、対策をとらないと、いつまでもこのパターンから抜け出せません。

対策としては、**①ベジファーストやナッツファーストなどを実践する、②食事で摂取する炭水化物量を減らす、③おやつは血糖値の上がらないものをとる**、といったことを意識して行う必要があります。

間食の定番であるポテトチップスはすすめられないおやつなのか？

ポテトチップスを食べたときの血糖値グラフ

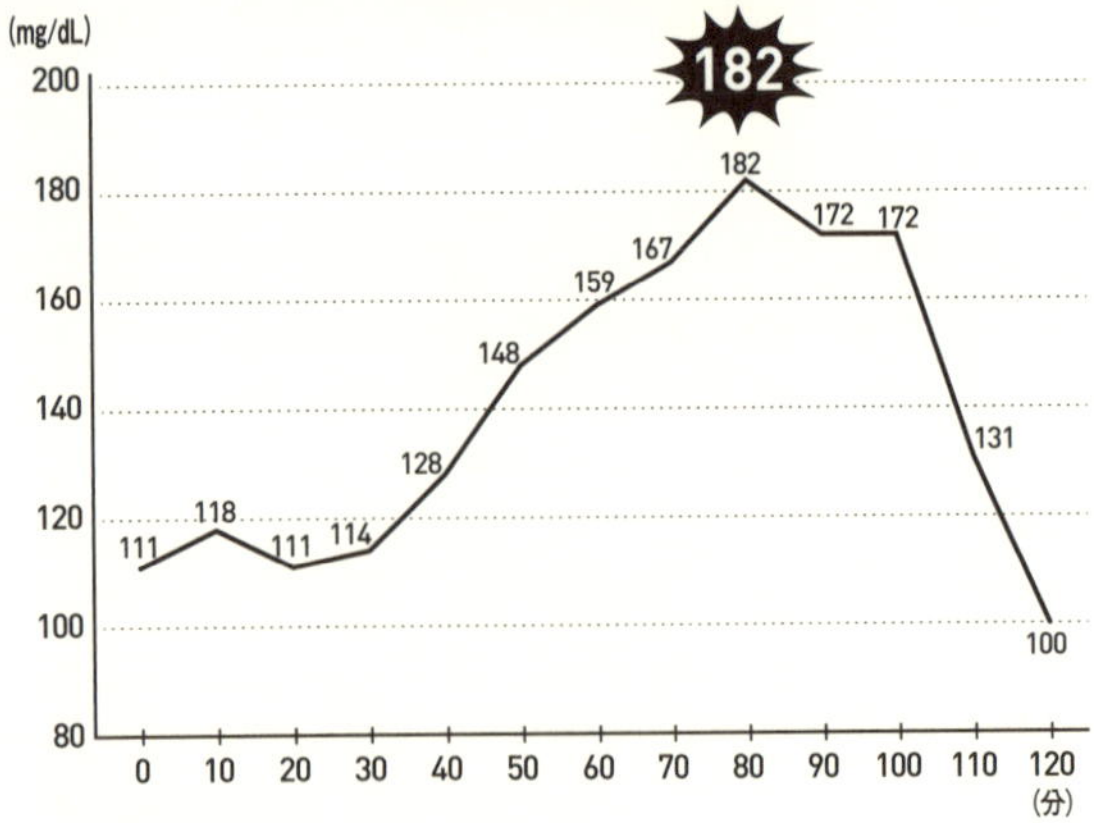

ポテトチップス

初期値	111 mg/dL
↓ 80分後	
最大値	182 mg/dL
上昇幅	71 mg/dL

1袋（85g）当たり	
エネルギー	476kcal
炭水化物	45.9g

脂質の多い食品は消化吸収が遅れ、血糖値のピークも抑えられる傾向がありますが、ポテトチップスの場合、たしかに上昇はゆるやかになったものの、最大値は高めの182mg／dLを記録。炭水化物量の多さと加工食の消化のしやすさが影響したと考えられます。

ファンが多い人気のおやつであるポテトチップスは、血糖値という観点から見たとき、すすめられるおやつといえるでしょうか。

ポテトチップス1袋（85g）は、炭水化物45・9gを含みます。

その結果は……。

初期値が111mg／dL、血糖値はゆっくりと上昇し、ピークは**182mg／dL**（80分）に達しました。**上昇幅は71mg／dL**です。

脂質を含んだ食品は消化吸収がゆっくりとなる傾向があります。

ポテトチップスも脂質を多く含むため、血糖値上昇はある程度低めになるかと予想していましたが、ある程度ゆっくり上昇したものの、**ピークも上昇幅も結構上がりました。**その理由は、**相当な糖質量があること（炭水化物45・9g）と、加工された製品であるため、消化されやすくなっていること**が関係していると思われます。

100分以降で、血糖値がストンと急激に落ち込み、**反応性低血糖が起こっている**と考えられます。実際、この検証時、私も小腹が空いてきていました。

間食の強い味方！
プロセスチーズ＆ゆで卵の結果は？

チーズ、ゆで卵を食べたときの
血糖値グラフ

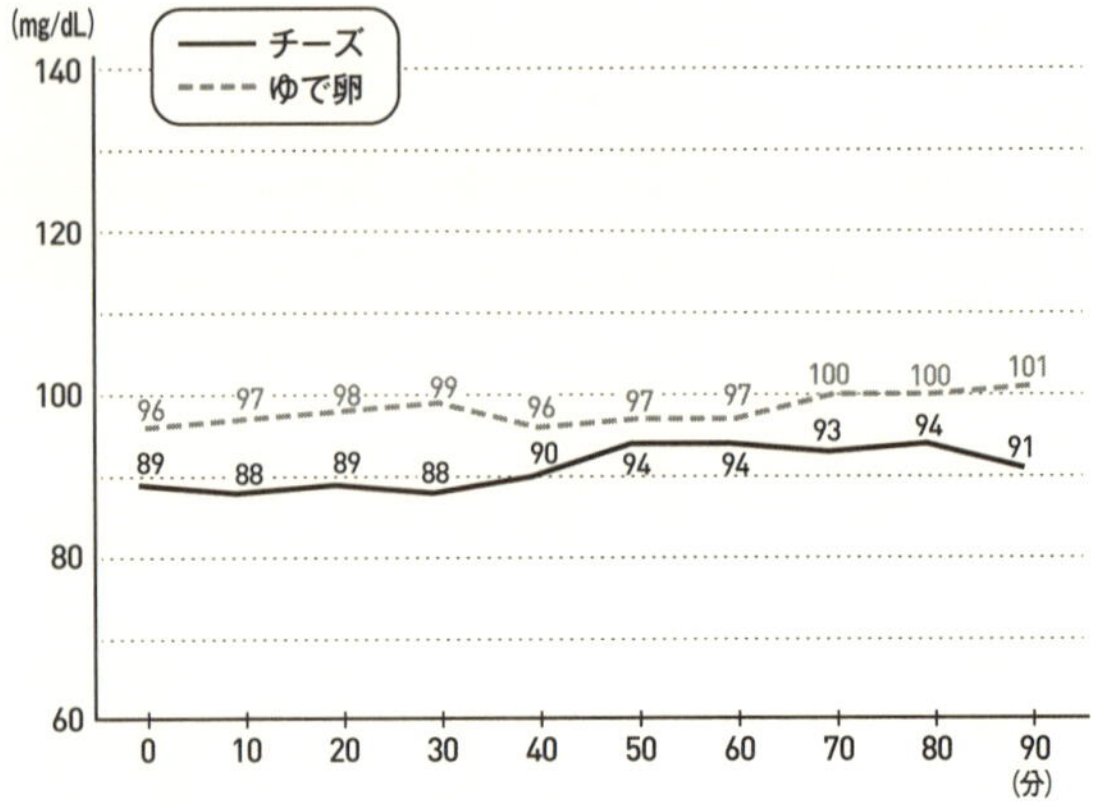

チーズ2個
（34g）当たり

エネルギー
110kcal

炭水化物1.2g
（糖質1.2g）
（食物繊維0.0g）

ゆで卵1個
（52g）当たり

エネルギー
68kcal

炭水化物0.2g

	ゆで卵		チーズ
初期値	**96** mg/dL		**89** mg/dL
	↓		↓
最大値 上昇幅	101mg/dL だが、ピークなし、横ばい		94mg/dL だが、ピークなし、横ばい

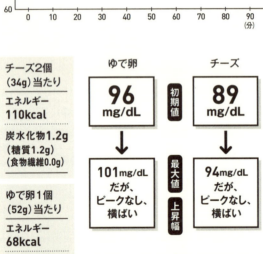

血糖値を上げにくいおすすめおやつの代表として、プロセスチーズとゆで卵を検証してみました。

プロセスチーズ2個（34g）中の炭水化物は1・2g（糖質1・2g）。

ゆで卵1個（52g）中の炭水化物は0・2g。

まず、プロセスチーズですが、**初期値が89mg／dL**で、ピークは**94mg／dL**（50分）を記録しましたが、グラフを見ていただければわかる通り、**ピークなし、ほぼ横ばい**といっていいでしょう。

ゆで卵は、**初期値96mg／dL**、ピークは最終的に**101mg／dL**（90分）を記録しましたが、ピークなし、横ばいが正しい判断だと思います。ゆで卵のグラフは、プロセスチーズとまったく同じようですね。

ともあれ、**チーズも、ゆで卵も、ほぼ血糖値を上昇させません。つまり、おやつにおおいにすすめられる食品である**ことが確かめられました。

ゆで卵などは、1個の炭水化物量が0・2g、2個でも0・4gにしかなりません。これなら、2個食べても問題なさそうですね。

血糖値を下げるための食事法⑤
早食いと夜食する人は要注意！

次に、早食いの問題点です。

早食いで、ササっと食べてしまうと、血糖値が急上昇して、血糖値スパイクが起きやすくなります。血糖値スパイクが起きれば、下がったときに反応性低血糖が起こり、おなかが空いたり、集中できない、イライラするといった不定愁訴《ふていしゅうそ》も起こったりしてしまうのです。

しかも、**早食いすると、脳の満腹中枢が十分に刺激されないうちにどんどん食べてしまうので、その点でも過食になりやすい**のです。

また、丼物よりも、定食物のほうが満腹感が得られやすいのも、同じ理由があてはまります。

定食の場合、順を追って食べていくうちに満腹中枢が刺激され、満腹感が得られやすいですが、バクバクかき込んで食べてしまう丼物では、満腹感が得られに

血糖値を上げてしまう3大危険習慣

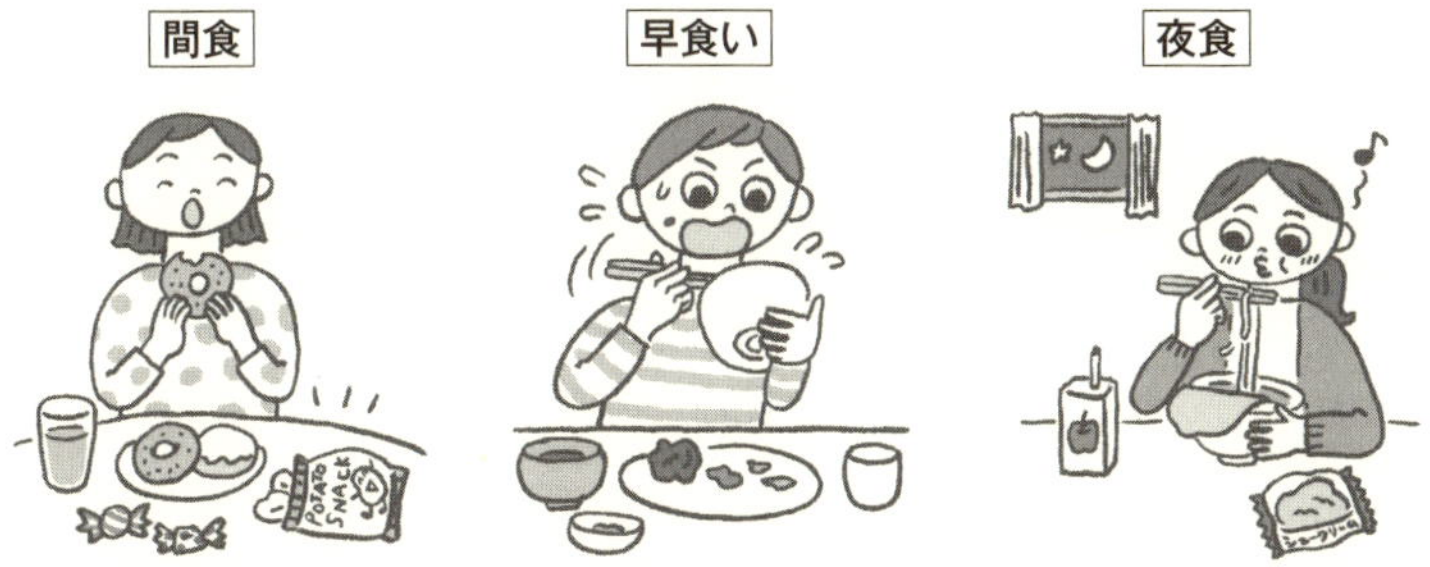

くいのです。そのうえ丼物では血糖値が急上昇しますから、反応性低血糖が起こりがちです。

夜食の問題も、これまでの間食の問題とリンクしています。

そもそも夜食のあとは、ただ寝るだけ、つまり、夜食は**消費する予定のないエネルギー源で、そのまま脂肪として蓄積されるため、夜食を食べれば太りやすくなります。**

先にも触れた通り、そもそも夜食を食べてしまうというのは、夕食の早食いや炭水化物量の多さの影響が考えられます。

夕食で大量の炭水化物をとっていると、これによって血糖値スパイクが生じ、血糖値が急降下したときに反応性低血糖が生じます。

すると、夜中の血糖値が下がってきた時間帯で、なんとなくおなかが空いてくるのですね。

ですから、**夕食の炭水化物量を減らす、もしくは、主食を食べないというのは合理的です。**朝、昼にごはんをしっかりとっていれば、夕食はごはん抜きでもいいでしょう。

ただ、夕食でもどうしても炭水化物を多少はとりたいというかたは、カーボラストを心がけてください。

また、晩酌するかたは要注意。

お酒がテーマの項でも詳しく後述しますが、アルコールを飲むと、血糖値が下がりやすくなるので、締めのラーメンが食べたくなるという現象が起こってきます。

その対策として、つまみの炭水化物を減らすといった工夫が必要になります。

続く3章では、いったい、どちらが血糖値を上げやすいのか、気になる食材同士を対決させて、どんどん検証していきます！

3章

どっちの食べ物が血糖値を上げないの？

うどんvs.そば

うどんよりそばのほうがヘルシーは大誤解

うどん、そばを
食べたときの血糖値グラフ

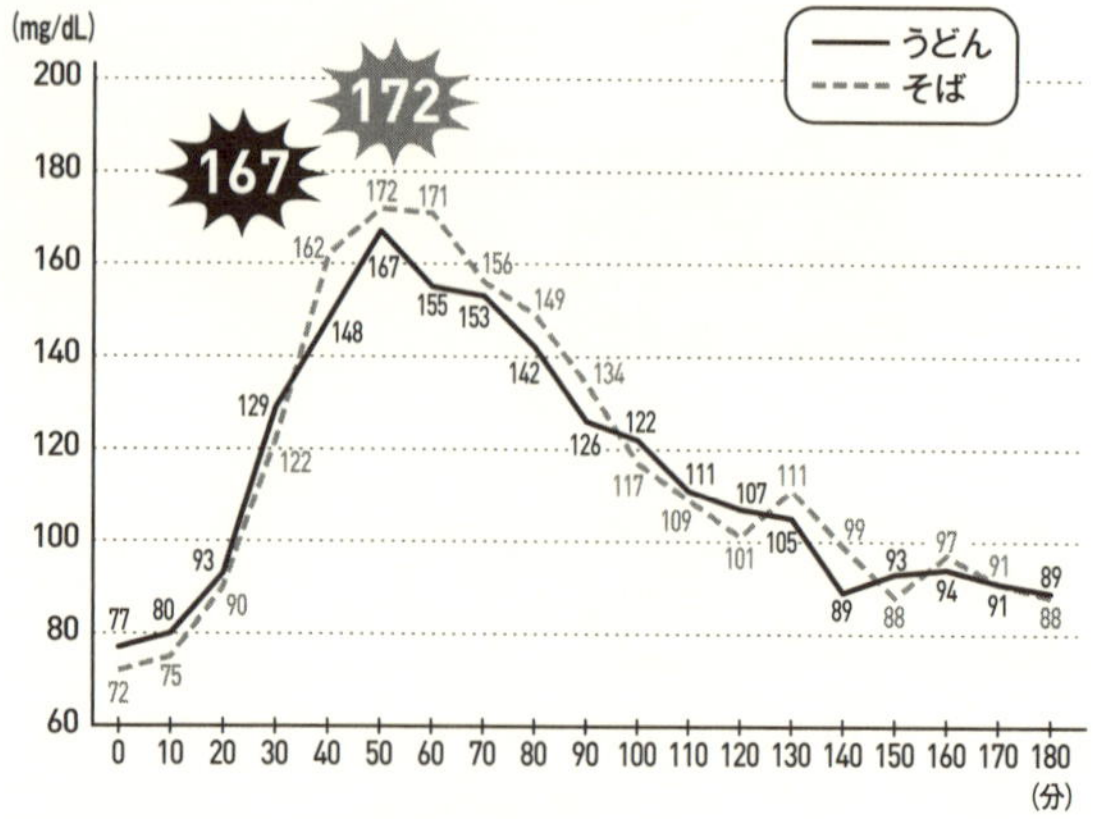

うどん1杯当たり	
エネルギー	305kcal
炭水化物	63.8g

そば1杯当たり	
エネルギー	275kcal
炭水化物	54.0g

	そば	うどん
初期値	72 mg/dL	77 mg/dL
	↓ 50分後	↓ 50分後
最大値	172 mg/dL	167 mg/dL
上昇幅	100 mg/dL	90 mg/dL

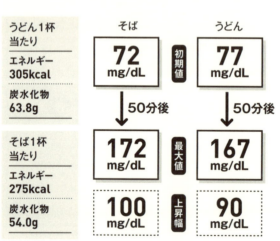

うどんとそばを比べると、多くのかたが、うどんよりそばのほうがヘルシーとお考えになっているのではないでしょうか。実際、お昼にうどんか、そばのどちらかを食べようとなったら、血糖値を気にしているかたは、おそらくそばをセレクトするかたが多いに違いありません。

たしかに、GI値を比べてみても、うどんよりそばのほうが低いと報告されています。また、うどんのような白い糖質よりも、そばのような茶色の糖質のほうが血糖値が上がりにくいというイメージをお持ちのかたもいらっしゃるでしょう。しかし、残念なことに、**一般に広まっているこうした常識は、ほぼ誤解といってよい**のです。

うどんとそばを1杯ずつ食べ、血糖値の変動を検証しました。

うどんの食前の**初期値は77mg／dL**。食後、血糖値は急上昇し、50分後にピークとなり、**167mg／dL**まで上がりました。その**上昇幅は90mg／dL**となっています。

一方、そばの**初期値は72mg／dL**。ピークはやはり50分後でうどんと同じように急上昇し、**172mg／dL**まで上がっています。**上昇幅は100mg／dL**です。

グラフを見ていただければ、はっきりとわかるように、そばも、うどんとまるで同じように、食後の血糖値が急上昇しているのですね。「これはいったい、どういうこと？　そばはヘルシーじゃないの？」と怪訝《けげん》に思っているかたも多いでしょう。

うどんは小麦粉、そばはそば粉、いずれも炭水化物からできています。つまり、**そばやうどんを食べるということは炭水化物そのものを摂取すること**になります。そして、**それらが消化・吸収されると、それぞれに含有される炭水化物（＝糖質）の量を反映して、その分だけ血糖値が上昇してしまう**ということなのです。

今回なら、うどんには63・8g、そばには、54・0gの炭水化物が含まれているため、消化・吸収した炭水化物量に応じて、血糖値が上昇してしまっています。

実は、ＧＩ値は例外的な値も多いのです。糖尿病内科医として、**血糖値を気にされているかたにはＧＩ値をあまり重要視しないほうがよい**とアドバイスしています。ＧＩ値が低めだからといって、たくさん食べていると、かえって血糖値を**上昇させてしまうことにもなりかねません。あくまでＧＩ値は参考程度**

に。糖尿病のかたや、血糖値が気になるかたが注意しなければいけないのは、それぞれの食品に含まれる炭水化物（＝糖質）量です。

そばにおいても、このことがあてはまります。

なお、ここで私は「そばがヘルシーではない」といいたいのではありません。そばは、ポリフェノールの一種であるルチンという成分を豊富に含みます。ルチンは、腸内細菌のエサになって腸内環境を整える効能があるとされています。ほかに、そばにはビタミンB群、カリウム、マグネシウム等のミネラルも含まれ、そうした点からヘルシーな食品としてのそばを選択することはむろん間違いではありません。ただ、血糖値という観点からは、そばはうどんと同様に食べ方に配慮が必要となるということなのです。

結論

- ヘルシーとされるそばも、うどんとほぼ同じような血糖値上昇を引き起こす
- 気にすべきはＧＩ値ではなく、各食品に含まれる炭水化物（＝糖質）の量

十割そば VS. 二八そば

そば粉が多くなれば、血糖値は上がりにくくなるって本当？

十割そば、二八そばを食べたときの血糖値グラフ

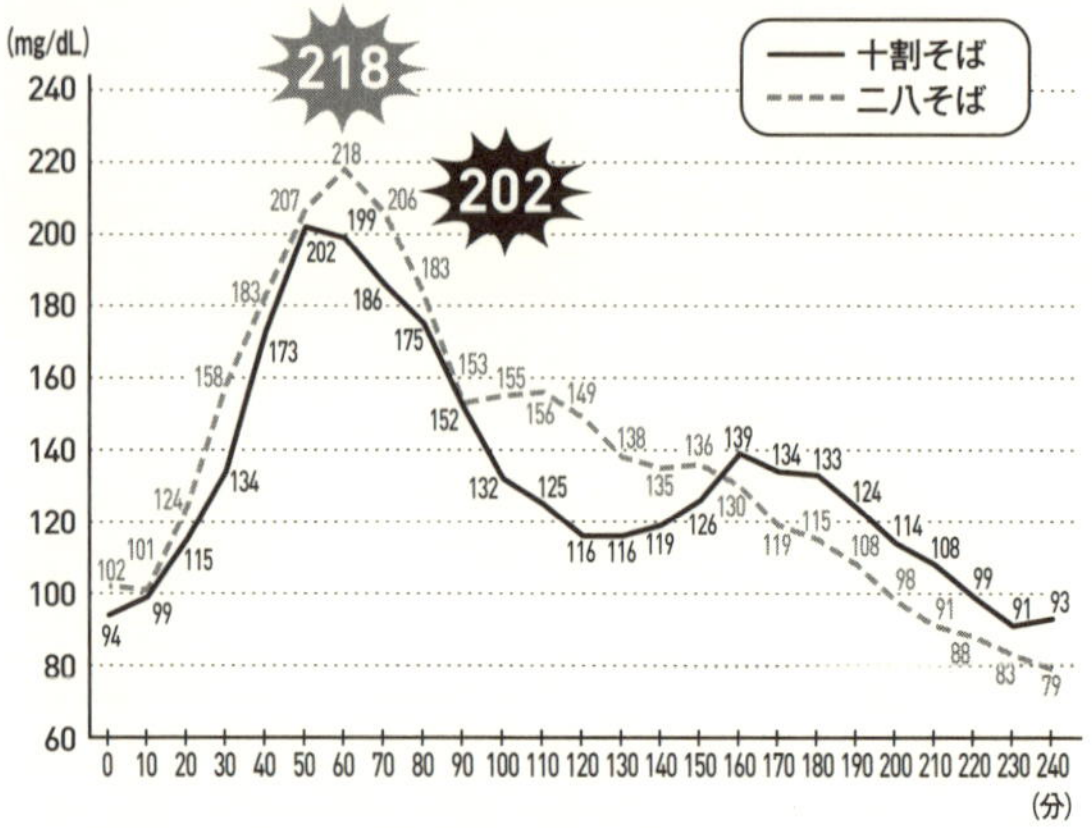

	二八そば		十割そば
十割そば（1杯）（270g）当たり エネルギー 351kcal 炭水化物 70.2g			
	102 mg/dL	初期値	94 mg/dL
	↓ 60分後		↓ 50分後
二八そば（1杯）（270g）当たり エネルギー 371kcal 炭水化物 71.6g	218 mg/dL	最大値	202 mg/dL
	116 mg/dL	上昇幅	108 mg/dL

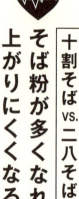

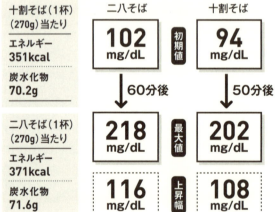

前項のうどんとそばの検証動画をYouTubeにアップすると、大きな反響がありました。うどんよりそばのほうが血糖値の上昇の度合いが低いだろうとお考えになっていて、私の検証結果に驚いたかたがたくさんいらっしゃったのです。

ただ、中には、検証方法に疑問を持ったかたもいたようです。

そばの血糖値が上昇してしまったのは、そばの成分自体に問題があったのではないか。つまり、**「そばに含まれるそば粉の比率が少なく、かわりに、つなぎとして小麦粉が多く含まれていたため、その小麦粉によって血糖値の急激な上昇が引き起こされてしまったのでは?」**。そんなコメントが多数寄せられました。

ちなみに、前回の検証で使われたそばは、そば粉4割、つなぎ（小麦粉）6割という比率でした。「ほらほら、つなぎがいっぱい入っているじゃないか」と思ったみなさんのために、そば粉の比率を増やして検証してみました。

まず、十割そばの**初期値が94mg/dL**、その後、血糖値は急上昇し50分後にピークを記録。**202mg/dL**まで上昇しました。その**上昇幅は108mg/dL**です。

次に、二八そば。**初期値が102mg/dL**で、その後、血糖値は急上昇し、ピーク

（60分後）では**218mg／dL**まで上昇。**上昇幅は116mg／dL**となっています。

このように、そばに含まれるそば粉の割合が十割であれ、八割であれ、急激な血糖値上昇が引き起こされていることが示されました。そば粉が増えたからといって、血糖値の上昇度合いが低くなるということはありません。血糖値の上昇は、その食品に含まれる炭水化物（糖質）が消化・吸収された結果として引き起こされます。つなぎの小麦粉がたくさん使われていても、100％そば粉でも、それが炭水化物である限り、血糖値上昇を引き起こすということなのです。十割そばも、二八そばも、かなりの炭水化物量を含むため、急激な血糖値上昇が引き起こされています。この急激な上昇の度合いは血糖値スパイクと呼んでいいでしょう。

十割そばの血糖値の変動のグラフを見てください。

50分後でピークを迎えたのち、血糖値はいったん急降下します。その後、120分を過ぎると、再び血糖値が上昇し、小さな山を作ります。これが、**「二峰性の変動」と呼ばれる反応**です。

二峰性の変動は、摂取した炭水化物（糖質）の量が多すぎたときに起こる現象

です。食事から摂取した糖質量が多すぎると、1つ目のピークを作る最初のインスリンの分泌量だけでは血糖値が下がりきれません。そうすると、もう一度インスリンが分泌されることになり、二度目の血糖値上昇の小さなピークが作られます。血糖値上昇の2つの山ができるとは、インスリンが二度分泌されるということ。その分、すい臓はよけいに働かなくてはならなくなり、すい臓の負担が増えるのです。

二峰性の変動が起きてしまう場合、明らかに炭水化物の摂取量が多すぎなのですね。すい臓の負担を減らすため、摂取する炭水化物量を減らす必要があります。

結論

- そば粉の割合に関係なく、十割そばも、二八そばも、その含有される炭水化物量に従って急激な血糖値上昇を引き起こす
- 摂取する炭水化物量が多すぎると、二峰性の変動が起こる
- 二峰性の変動が起こっている場合、炭水化物量を減らす必要あり

ハンバーグ VS. ステーキ

みんな大好きお肉対決！どちらが血糖値を上げるのか

ハンバーグ、ステーキ、コンビニハンバーグを食べたときの血糖値グラフ

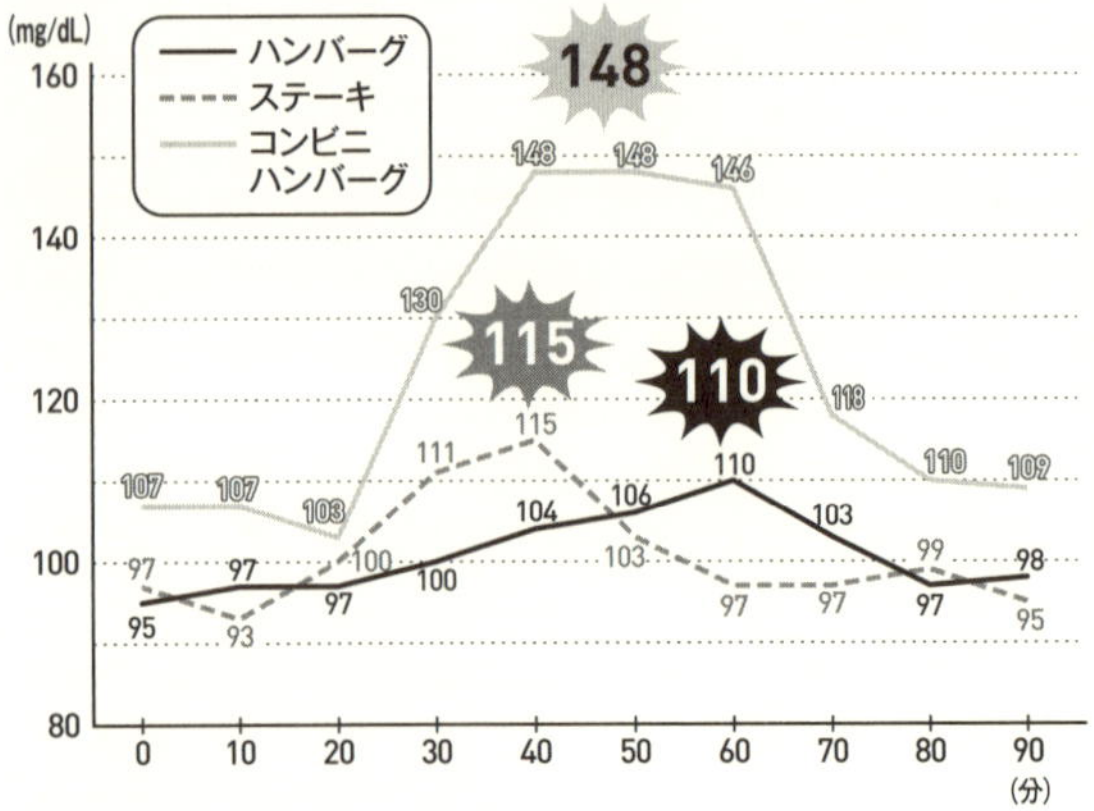

	コンビニハンバーグ	ステーキ	ハンバーグ
初期値	107 mg/dL	97 mg/dL	95 mg/dL
	↓40分後	↓40分後	↓60分後
最大値	148 mg/dL	115 mg/dL	110 mg/dL
上昇幅	41 mg/dL	18 mg/dL	15 mg/dL

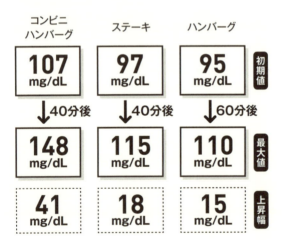

ハンバーグやステーキといったみなさんに人気の肉料理。果たして血糖値はどれくらい上がるのでしょうか。

また、ハンバーグとステーキでは、どちらが血糖値を上げるでしょうか。

ビーフ100％のハンバーグ（約180g）と、サーロインステーキ（約200g）とで検証してみました。

まずは、ハンバーグです。

初期値は95mg／dLで、ゆっくりと血糖値が上昇し、ピークは60分後、**110mg／dL**を記録。**上昇幅は15mg／dL**でした。

一方、ステーキ。

初期値は97mg／dLで、ハンバーグと同様にゆっくりと上昇し、40分後にピーク。**115mg／dL**になりました。**上昇幅は18mg／dL**です。

ハンバーグも、ステーキも、ほとんど血糖値は上昇しなかったといってもよいと思います。上昇幅は15～18mg／dLくらいありましたが、これはおそらく、ハンバーグやステーキに使われているソースによるものと考えられます。

ステーキの場合、どこの部位をステーキにするかによって、あるいは脂肪の多い肉か、そうでもないかなどによって、含まれる栄養成分は少しずつ違ってきます。共通していえるのは、**どのステーキも、炭水化物（＝糖質）は非常に少ないという点。このため、血糖値の急上昇はほとんど起こらない**と考えられます。

また、ステーキは、たんぱく質より脂質を多く含んでいるケースのほうがずっと多いようです。

脂質が多いと、糖質の消化・吸収が遅らせられるので、血糖値の上昇がゆるやかで、ピークも低めになります。

今回のステーキにおいても、そうした傾向は見られるといってよいでしょう。検証で扱ったハンバーグは、その変動データからもわかる通り、脂質とたんぱく質が多めで、炭水化物が少なめだったと考えられます。

ただ、一般的にいって、ハンバーグについては少し注意が必要です。コンビニなどで販売されている加工食品のレトルトのハンバーグについては、**ハンバーグを作る際、ひき肉同士をまとめるのにつなぎが使われていることが多いです。そ**

こにある程度の量の炭水化物が含まれるケースがあることです。そのつなぎの炭水化物によって血糖値が上がる可能性があるのです。コンビニのハンバーグで検証してみました。

初期値は107mg／dLで、食後血糖値が急上昇し、40分後にピーク。**148mg／dL**まで血糖値が上昇しました。**上昇幅は41mg／dL**でした。

内容量を確認すると1食（145g）中に、たんぱく質16.8g、脂質12.2g、炭水化物15.6g（糖質14.2g）。つまり、ある程度の量**しっかり糖質が入っていると、肉料理といっても、これだけの血糖値上昇が起こってしまう**ということなのですね。肉料理だからといって、血糖値が上がらないと信じ込むのは禁物。内容成分量を確認して、糖質の少ないものを選ぶことをおすすめします。

結論

・ハンバーグもステーキも、糖質が少なめのものは血糖値上昇を引き起こさない
・つなぎに糖質が使われたハンバーグは例外。内容量を確認しよう

パスタVS.丼

ランチの王道グルメ対決、血糖値はどこまで上がる？

パスタ（カルボナーラ）、牛丼（並盛）を
食べたときの血糖値グラフ

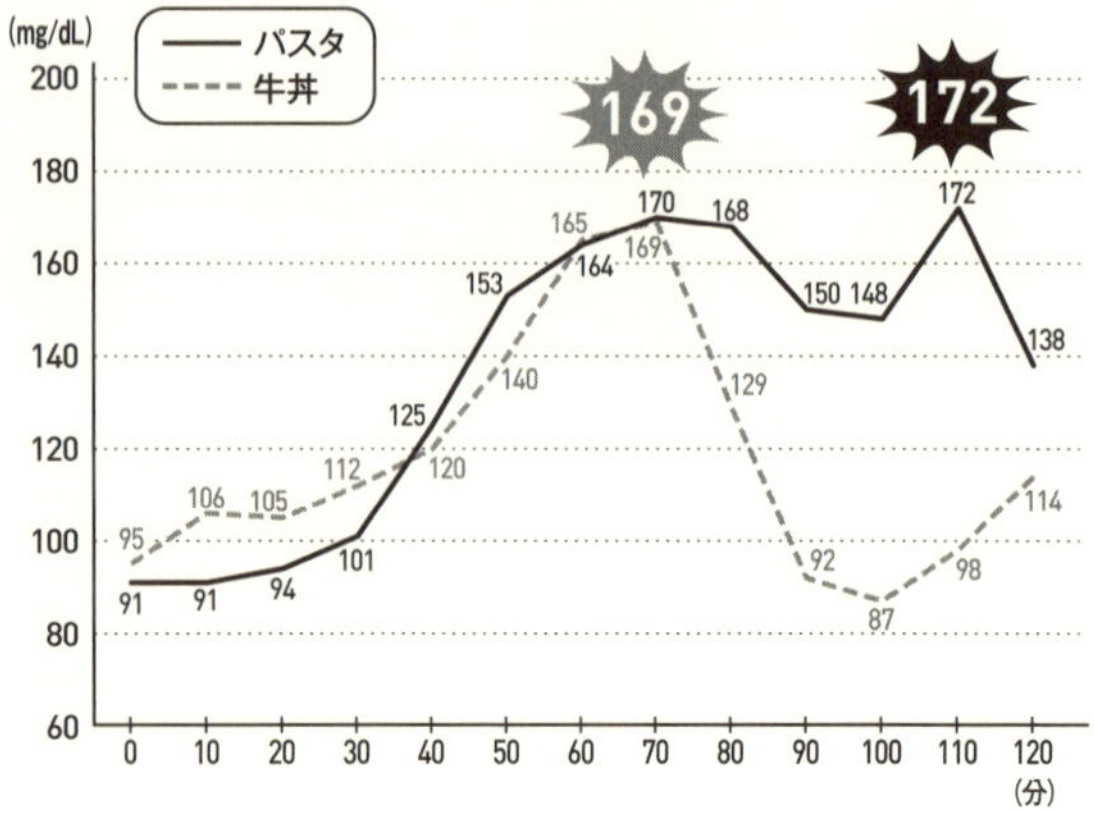

カルボナーラ
エネルギー 737kcal
炭水化物 83.3g（糖質79.0g）（脂質31.8g）

牛丼（並盛）
エネルギー 633kcal
炭水化物 88.2g

	牛丼（並盛）	パスタ（カルボナーラ）
初期値	95 mg/dL	91 mg/dL
	↓70分後	↓110分後
最大値	169 mg/dL	172 mg/dL
上昇幅	74 mg/dL	81 mg/dL

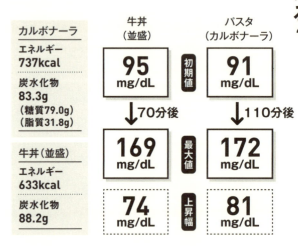

今日のお昼、何を食べようかと考えたとき、みなさんの頭に浮かぶレシピはどんなものがあるでしょう？

パスタや丼物をあげるかたも多いに違いありません。ここでは、お昼の王道メニューとして、カルボナーラと牛丼（並盛）で検証を行ってみました。

まずは、カルボナーラ。

初期値は91mg／dL。食後、血糖値はゆっくりとゆっくりと上がっていき、70分後にいったんピークを形作ります。しかし、その後、いったん下がりかけた血糖値は、再び上昇。ようやく110分後に最高値を記録しました。その値が**172mg／dL**。**上昇幅は81mg／dL**となっています。

カルボナーラの場合、食後血糖値の山が2つできていますから、これは、明らかに**二峰性の変動**ということになります。

次に、牛丼並盛。

初期値が95mg／dL。血糖値は急上昇し、70分の時点でピーク。**169mg／dL**を記録しました。**上昇幅は74mg／dL**です。

カルボナーラは、**血糖値が上昇する際も、下降する際も、非常にゆっくりでした。カルボナーラには、多くの脂質（含有量31・8g）が含まれているため、こうした現象を引き起こしている**と考えられます。

二峰性の変動が起こっているところからも、炭水化物の摂取しすぎになっていることは明らかですね。カルボナーラには83・3gの炭水化物（糖質79・0g）が含まれます。

お昼に、こうした二峰性の変動を起こしてしまうような食事をとると、午後には強烈な眠気に襲われたり、だるくなったりします。

血糖値を気にしているかたでなくとも、午後の仕事をしっかりやりたいビジネスパーソンにとっては、あまりおすすめできないメニューといっていいかもしれません。ましてや午後に重要な会議がある人などは、できるだけ避けたいですね。

脂質をある程度含んだ食品は、血糖値の上昇をゆっくりに、ピークも低めに抑制できるとお話ししてきました。いわば、それは脂質を含んだ食材をとることのメリットでした。

しかし、カルボナーラの場合のように、糖質も脂質もたっぷりある食品では、**脂質の影響で血糖値の上昇下降が非常にゆっくりになる結果、血糖値が高めの状態がかなり長い間続く**ことになります。

その分、血管やすい臓にかかる負担が大きくなります。これは**脂質多めの食品のデメリット**といってもよいでしょう。

カルボナーラに比べて、牛丼のほうは、血糖値が急上昇したのち、ストンと下がっています。含まれる炭水化物は88・2g。この大量の炭水化物によって、明らかな血糖値スパイクが起きているわけです。

こちらも、カルボナーラと同様、お昼には、あまりすすめられないレシピということになるでしょう。

結論

- ・パスタvs.丼物の対決は、両者ともに大きな血糖値上昇を引き起こし、痛み分け
- ・お昼のパスタや丼物は、午後の会議の大敵

みそ汁 VS. コーンスープ
朝食に食べるなら、どちらがおすすめ？

みそ汁、コーンスープを
食べたときの血糖値グラフ

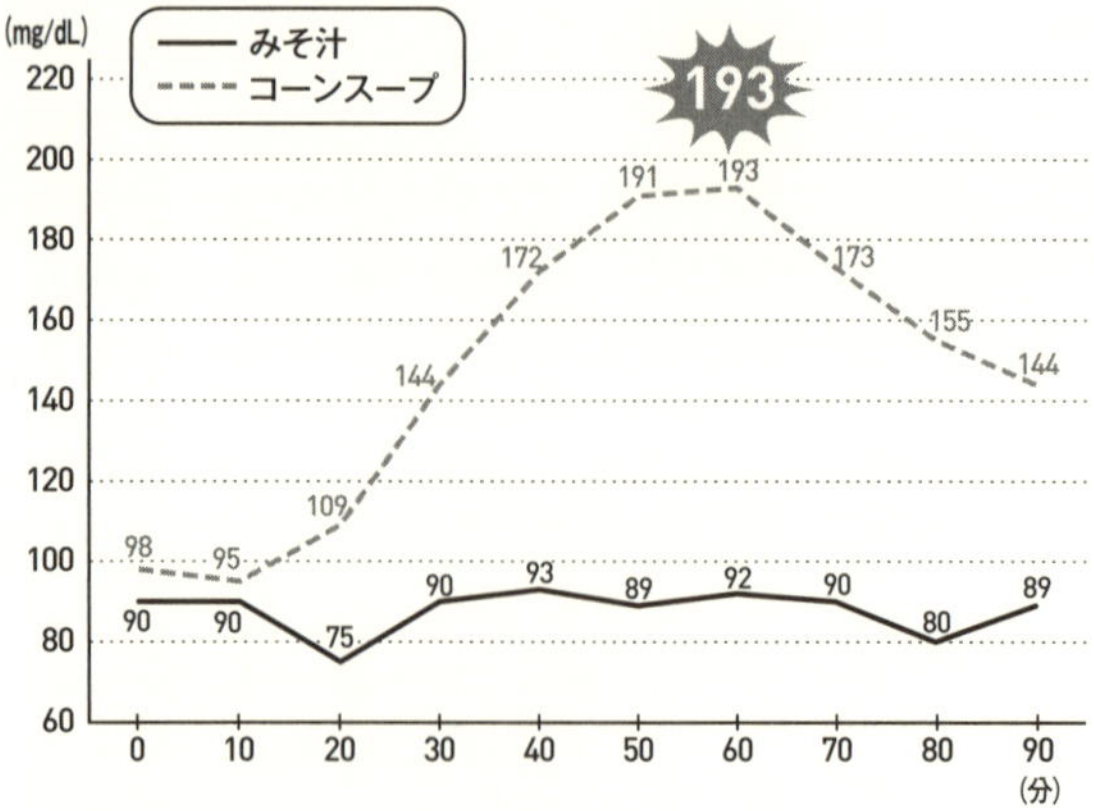

みそ汁（1食）
エネルギー 29cal
炭水化物 3.1g

コーンスープ（1食）
エネルギー 180kcal
炭水化物 25.0g

	コーンスープ	みそ汁
初期値	98 mg/dL	90 mg/dL
（60分後）最大値	193 mg/dL	93mg/dL だが、ピークなし、横ばい
上昇幅	95 mg/dL	

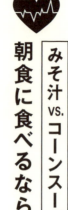

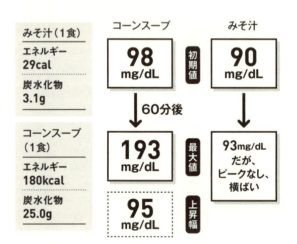

みなさん、朝食は和食、それとも洋食、どちらがお好みですか。

洋食か和食か、好みによって付け合わせのスープ類も当然違ってきます。和食派のかたは、当然、みそ汁になるでしょうし、洋食の人は、パンに合わせて手軽に食べられるコーンスープなどをとる習慣がついているかたも多いでしょう。

では、血糖値という観点から見たとき、すすめられるのはどちらでしょうか。

ここでは、両方ともコンビニで買えるカップスープスタイルのみそ汁とコーンスープとで、血糖値の変動を比較してみました。

みそ汁の**初期値は90mg／dL。食後血糖値はほぼ横ばい**という結果になっています。

一方、コーンスープは**初期値が98mg／dL**。食後、血糖値はスルスルと上昇し、60分後に**193mg／dL**まで上がりました。**上昇幅は95mg／dL**を記録しています。

みそ汁とコーンスープでは大きな差が出たことになりますが、これは、もちろん、そこに含まれる炭水化物（＝糖質）の量を反映しての結果です。みそ汁には砂糖などは使われていません。みそ汁に含まれる炭水化物量が、そもそも少ないのです。ちなみに、今回のみそ汁の具は乾燥のわかめ、麩、ねぎになります。

今回食べたみそ汁に含まれていた**炭水化物量は、3・1g。炭水化物量が5gを切るような食品では、血糖値が上がることはほとんど考えられない**のです。

これに対して、**コーンスープのほうは、25・0gと炭水化物が相当量入っています。それを反映して、血糖値がかなり上がった**と考えられます。

コーンはそもそも穀物であり、主食になるものなので、しっかり血糖値を上げてしまう食材です。このことはしっかり把握しておきたいですね。

ただ、今回の検証では、私自身が予想していた以上にコーンスープの血糖値が上昇しました。これはおそらく、加工されたカップスープであるという条件も関係しているでしょう。加工食品の場合、味を調えるための糖質も入っていると考えられます。それらの作用もあり、グッと血糖値を上げてしまっているのです。

中には、「コーンも、液体なら血糖値は上がりにくいのでは?」と考えていらっしゃる人もいるようなのですが、これはまったくの誤解。むしろ、液体のほうが吸収が早くなり、血糖値が上がるリスクは高まるとお考えください。

朝食については、血糖値が気になるかたにとっては、コーンスープよりもみそ

汁がおすすめという結論になるでしょう。

みそ汁は、ほかの健康効果を考えても、優秀なレシピの1つです。

みそはご存じのように、発酵食品の代表であり、みそ汁をとることで腸内環境を整えるのに役立ちます。腸内環境が整うと、血糖値の上昇が起きにくくなるともいわれていますから、その点でもみそ汁は優秀です。

午後の間食や夜食など、小腹が空いたときに汁物をとりたいケースでも、迷ったらみそ汁をセレクトしましょう。みそ汁にワカメなどを加えれば、ボリュームを増やすことができますし、ワカメなどの海藻類やキノコ類を具材とすれば、糖質をほとんど含まないため血糖値も上がりません。

結論

・みそ汁とコーンスープでは、コーンスープはかなりの血糖値上昇を引き起こしてしまうおそれあり。血糖値が気になるかたには、みそ汁がおすすめ。ワカメなどの具材もプラスして

マーガリンvs.苺ジャムvs.ピーナッツバター

朝食トースト派の方は必見！
トースト塗りもの対決

マーガリン、苺ジャム、ピーナッツバターを
食べたときの血糖値グラフ

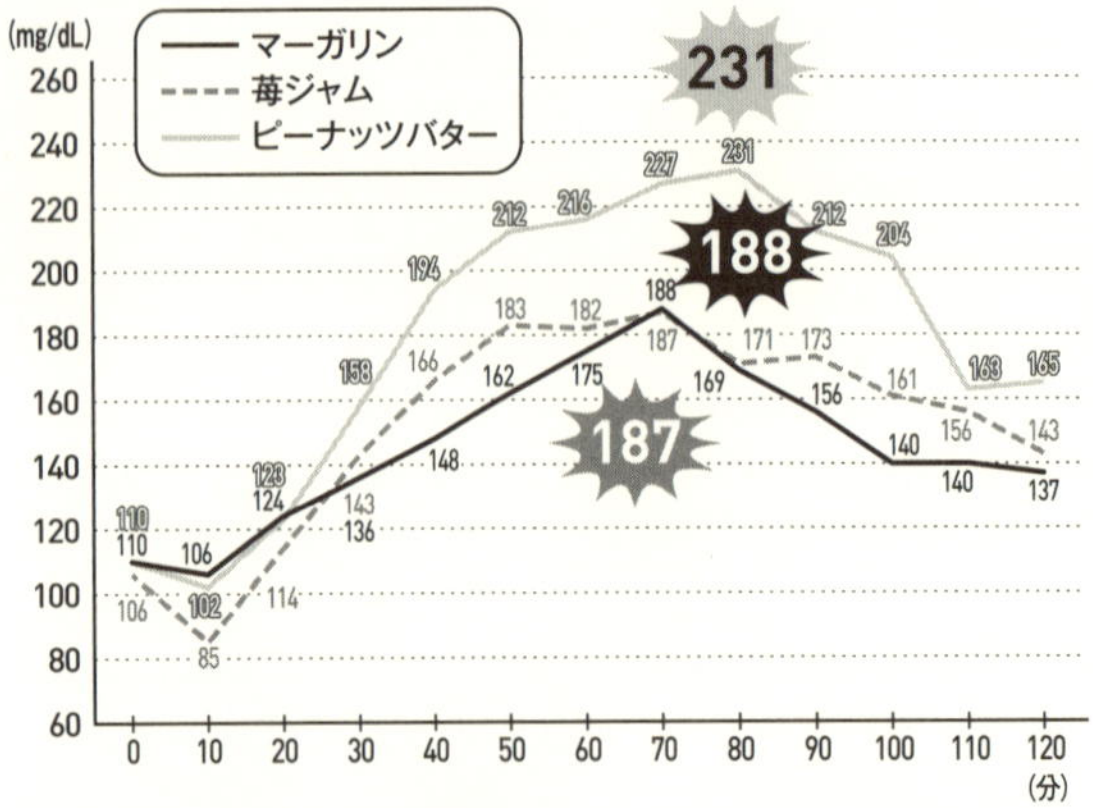

	ピーナッツバター	苺ジャム	マーガリン
初期値	110 mg/dL	106 mg/dL	110 mg/dL
	↓80分後	↓70分後	↓70分後
最大値	231 mg/dL	187 mg/dL	188 mg/dL
上昇幅	121 mg/dL	81 mg/dL	78 mg/dL

食パン（1枚） ピーナッツバター（20g）	食パン（1枚） 苺ジャム（20g）	食パン（1枚） マーガリン（20g）
エネルギー 248kcal	エネルギー 211kcal	エネルギー 284kcal
炭水化物 39.2g	炭水化物 42.1g	炭水化物 30.3g

朝、トーストを食べるとき、トーストに塗るもの、のせるものには、いろいろありますが、マーガリン、苺ジャム、ピーナッツバターの3種でパンを食べ、血糖値上昇の様子を検証してみました。

なお、最初に断っておかなければなりませんが、**この検証の血糖値上昇の主な要因となっているのは、パンに含まれる炭水化物（＝糖質）。**右のグラフをごらんになってもわかるように、3つとも血糖値がかなり上昇しています。上昇の主因は食パンの小麦粉によるもの。そこにさらにマーガリンや苺ジャムを塗って食べたとき、血糖値の上昇の程度にはどんな違いが出てくるかというのが、この検証のメインテーマになります。

マーガリン、苺ジャム、ピーナッツバターは、それぞれ20gずつ使っています。

まずはマーガリン。**初期値が110mg／dL**で、食後血糖値はわりとゆるやかに上昇し、70分後にピークの**188mg／dL**まで上がりました。**上昇幅は78mg／dL**。

次に、苺ジャム。**初期値が106mg／dL**で、食後70分かけて上昇し、ピークは**187mg／dL**。**上昇幅は81mg／dL**となっています。

3つめがピーナッツバター。**初期値が110mg/dL**で、ピークはようやく80分後、**231mg/dL**まで上昇。**上昇幅は、なんと121mg/dL**です。

マーガリンそのものには糖質はそれほど含まれませんから、マーガリンを塗ったパンの血糖値の上昇分は、パンのみの糖質による上昇分と考えられます。また、**マーガリンには脂質が多めに含まれているため、その脂質の影響で、血糖値の上昇はゆるやかになり、上昇幅もある程度抑えられた**と考えられます。

苺ジャムは、それ自体に糖質を含みますから、**パン＋苺ジャムの糖質によって、血糖値は鋭く急上昇**しています。ただし、ピーク自体は、おそらく食パンの糖質による血糖値上昇の範囲内。つまり、マーガリンと苺ジャムは、血糖値の上昇に大きな違いをもたらしていないと考えてよいと思います。

意外だったのが、ピーナッツバターでした。脂質を含む食材は、脂質が消化・吸収を遅らせるため、血糖値の上昇がマーガリンのようにゆるやかになります。また、ピークも抑えられる傾向があります。「ピーナッツバターは脂質が多い分、それほど上がらないのでは？」と予想していましたが、想定以上に上昇しました。

その**上昇の度合いは、かなりゆっくり。また、下がるのにも時間がかかっています。これは、ピーナッツバターに含まれる脂質の影響**でしょう。

しかし、なぜこんなに血糖値が上がってしまったのか。市販品のピーナッツバターには砂糖が入っているので、その影響が大きいと考えられます。

本書では、一般に手に入りやすい食品・食材を使って検証を行うことが基本ルール。このため、市販の甘いピーナッツバターを使っていますが、血糖値が気になるかたは、砂糖の加えられていない甘くないピーナッツバターをおすすめします。

ただ、最も注意すべきは食パン自体の血糖値の上昇ということになりそうです。**トーストを食べるのを食事の最後にもってくるカーボラスト**を試しましょう。それならトーストに塗るものは、お好きなものを選んでいいと思います。

結論

- 総合的に見ると、マーガリンと苺ジャムは、血糖値の上昇に大きな影響なし
- 砂糖入りのピーナッツバターより無糖のものを選ぼう

ポテトサラダvs.チキンサラダ

ベジファーストは身体にいいんじゃなかったの？

ポテトサラダ、チキンサラダを食べたときの血糖値グラフ

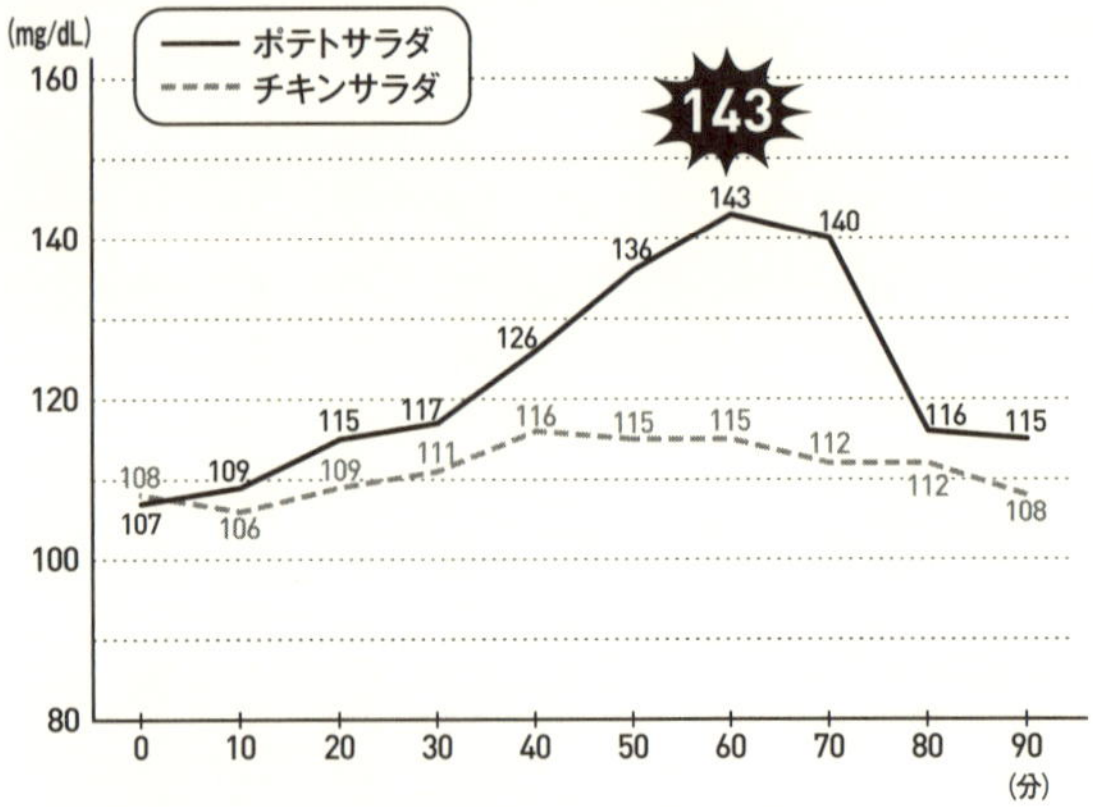

ポテトサラダ

エネルギー
237kcal

炭水化物
27.2g

チキンサラダ

エネルギー
190kcal

炭水化物
2.4g

	チキンサラダ	ポテトサラダ
初期値	**108** mg/dL	**107** mg/dL
	↓	↓ 60分後
最大値	116mg/dL だが、ピークなし、横ばい	**143** mg/dL
上昇幅		**36** mg/dL

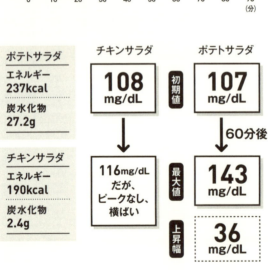

ベジファーストとして、食事の前に野菜をとることで、その後の血糖値の上昇を抑えることができる。そうお話ししてきました。

ベジファーストのよくある間違いが、ベジファーストにいいだろうと、ポテトサラダを選んでしまうこと。

実は、ポテトサラダは、ベジファーストにはあまりすすめられないメニューなのです。

そこで、その理由をお話しする目的もあり、ポテトサラダとチキンサラダの検証を行ってみました。

まずは、ポテトサラダです。

初期値が107mg／dLで、食後、血糖値はすいすい上昇し、60分後にピーク。**143mg／dL**まで上がりました。**上昇幅は36mg／dL**です。

一方、チキンサラダは**初期値が108mg／dL**。そこから**血糖値はほぼ上がらないまま**でした。

チキンサラダは、ほとんどまったく血糖値が上がらなかったのに対して、ポテトサラダは30〜40mg／dLくらいは血糖値が上がってしまっています。

こうした結果は、ポテトサラダとチキンサラダに含まれる炭水化物（＝糖質）の量によって決まってきます。

チキンサラダに含まれている炭水化物の量は2・4g（そのうち糖質は1・4g）です。これだけ糖質が少ないと、血糖値は上がりようがありません。

ポテトサラダには、27・2gの炭水化物（糖質24・4g）が含まれています。この含有量の差が、グラフの違いとして如実に現れてきました。

ベジファーストとして、ポテトサラダを食べているという人が、意外といらっしゃいます。ポテトサラダと「サラダ」がつけられているせいで、なんとなく身体にいいようなイメージがあるのかもしれません。サラダを食べて、野菜不足を補えるようなイメージも……。

しかし、今回の検証結果からもわかるように、**ポテトサラダ自体が血糖値を引き上げてしまうため、ベジファーストには向いていないのです。**

そもそも**ポテトは、米や小麦、イモ、トウモロコシといった食材と同様に、世**

界で主食として食べられてきたものです。

「こうした食材はしっかり血糖値を引き上げてしまいますよ」とお話しするようにしています。

また、お昼などに、ポテトサラダとおにぎりを食べている人もいらっしゃるでしょう。野菜不足をカバーしようと、ポテトサラダを添えても、残念ながらポテトでは野菜不足は補えません。

それに、**おにぎり＋ポテトサラダは、「炭水化物＋炭水化物」の食事**になっているわけで、血糖値が気になるかたにはすすめられない組み合わせなのです。

改めていうまでもありませんが、ベジファーストして活用するなら、血糖値の上昇がほとんど起こらない、チキンサラダがおすすめということになります。

結論

- **ポテトサラダは血糖値を上げてしまうため、ベジファーストには使えない**
- **ポテトサラダで野菜不足は補えない**

寿司 VS. 刺身

寿司と刺身を食べ比べてみたらどうなる？
両者には大きな差が……

寿司、刺身を
食べたときの血糖値グラフ

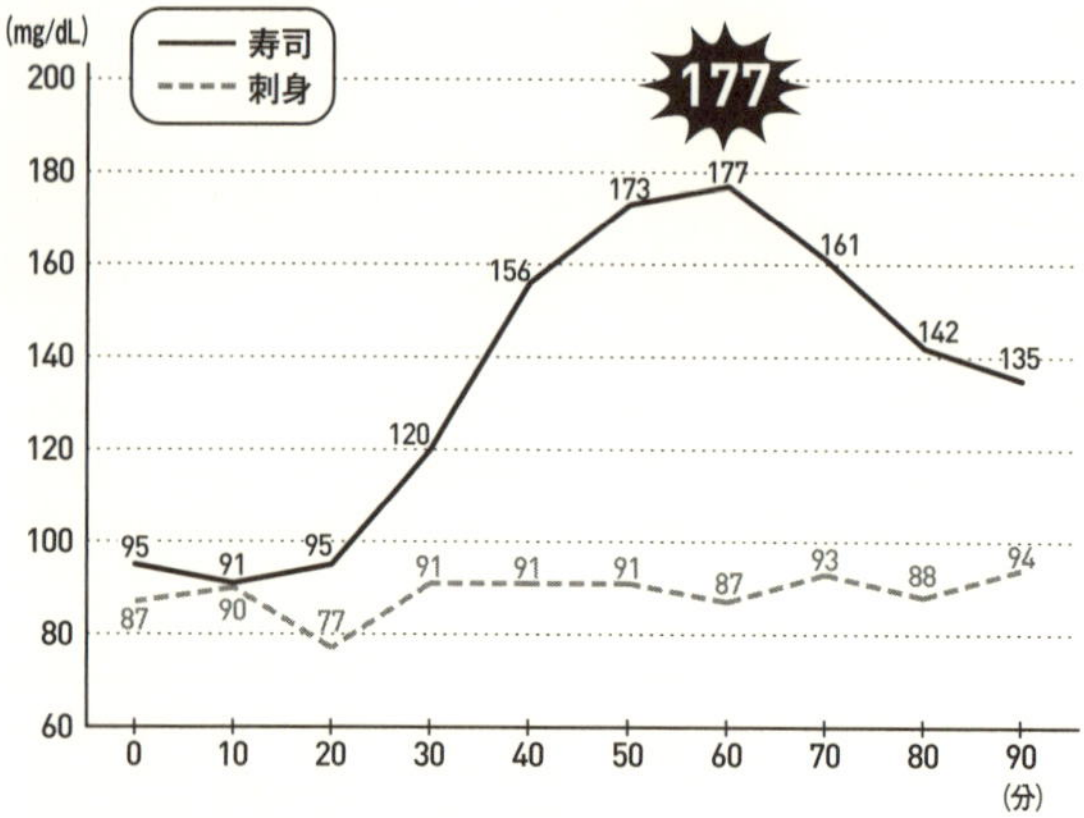

寿司（1人前）
エネルギー
586kcal
炭水化物
74.6g

刺身（8切れ）
エネルギー
251kcal
炭水化物
0.1g

	刺身	寿司
初期値	**87** mg/dL	**95** mg/dL
	↓ 90分後	↓ 60分後
最大値	94mg/dL だが、ピークなし、横ばい	**177** mg/dL
上昇幅		**82** mg/dL

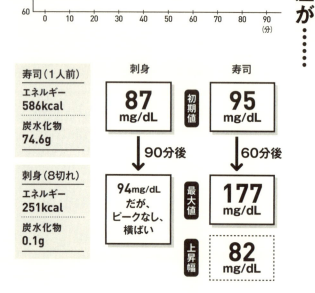

同じ刺身を食べるにしても、そのまま刺身として食べるのと、寿司の握りで食べるのでは、血糖値の上がり方にも大きな差が出てきます。

実際に検証を行ってみました。

まず刺身は、**初期値が87mg／dL**。8切れを食べても、**血糖値は上昇せず、ほぼ横ばい**という結果となりました。

一方、寿司は**初期値が95mg／dL**。食後、血糖値はみるみる上昇し、60分後にピーク、**177mg／dL**を記録しています。**上昇幅は82mg／dL**となっています。

これは、おそらく、みなさんも予想された通りの結果といってよいでしょう。

刺身はステーキなどと一緒で、ほぼたんぱく質と脂質からなります。**きわめて炭水化物（＝糖質）が少ないのです。今回の刺身では、炭水化物量が0．1g。このため、血糖値は上昇せず、ほぼ横ばい**になっています。

ところが、寿司となって、刺身がごはん（シャリ）の上にのると、シャリの影響で血糖値が上昇することになります。2つのグラフを見ていただければはっきりわかるように、この大きな違いをもたらしているのが、寿司のごはんに含まれる炭水化物です。今回の寿司では、1人前に炭水化物が74・6g含まれています。これが、血糖値の上昇をもたらしたことになります。

ちなみに、シャリは酢飯になっていますから、シャリに含まれる酢の影響で、血糖値の上昇が抑えられるのではないか、と考える人がいらっしゃるかもしれません。たしかに、酢には血糖値の上昇を抑える効果があることが報告されています。本書でも、酢の血糖値の上昇抑制効果を検証しました（192ページ参照）。その実験でも、酢が血糖値の上昇をある程度抑制するというデータが出ています。

しかし、残念ながら、**寿司の場合、シャリに含まれる酢の量はかなり少量。その量では、血糖値の上昇を抑制する効果はほとんど期待できない**と考えられます。現に今回の実験でも、寿司を食べるとしっかり血糖値が上昇していました。

寿司というと、やはり、ヘルシーなイメージがあるかと思いますが、このようにしっかり血糖値が上がる食品でもあるので、その点では注意が必要です。

とくに回転寿司などは、手軽に次々食べることが可能で、気づくと大量の炭水化物をとってしまっているケースが十分に考えられます。スーパーなどで売られているパックの寿司も、同様に食べすぎてしまう傾向あり。ですから、血糖値を気にされているかたは、寿司を食べる際、食べ方にしっかり配慮する必要があるでしょう。

おすすめなのは、ちょっといいお寿司屋さんでの食べ方。

回転寿司ではないお寿司屋さんに行くと、最初から寿司は食べませんね。最初は、いわゆるつまみから出てきます。前菜や刺身からちょっとずつ食べていく。文字通り、ベジファースト、プロテインファーストが実践されているわけです。前菜などを食べてから好きな寿司を食べれば、いきなり寿司を摂取したときのような血糖値の急上昇を抑えることができるはずです。

結論

- ほぼ血糖値の上昇をもたらさない刺身も、シャリにのせると、とたんに急激な血糖値の上昇を引き起こす
- 寿司は、ちょっといいお寿司屋さんに行ったときのように食べよう

ハイボール vs. 日本酒

蒸留酒と醸造酒対決の行方は？

ハイボール、日本酒を飲んだときの血糖値グラフ

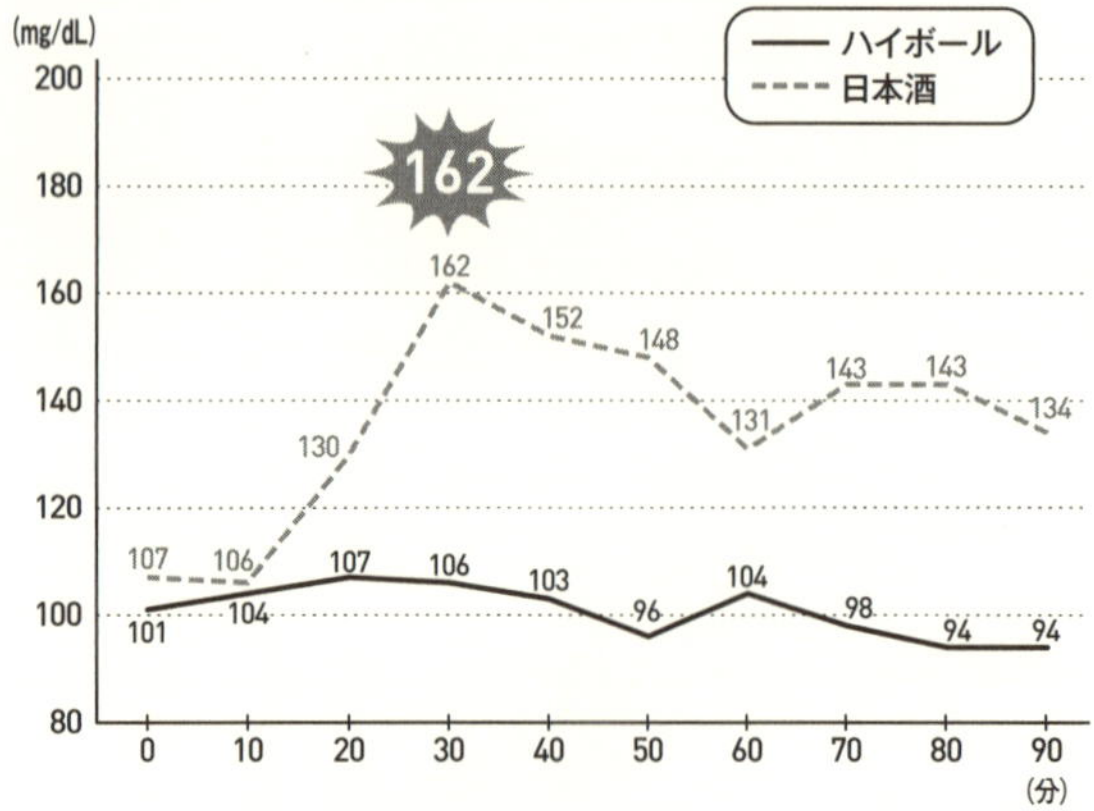

ハイボール1缶
（350ml）

エネルギー
168kcal

炭水化物
7.4g

日本酒
（450ml）

エネルギー
459kcal

炭水化物
18.5g

	日本酒	ハイボール
初期値	107 mg/dL	101 mg/dL
	↓ 30分後	↓ 20分後
最大値	162 mg/dL	107mg/dL だが、ピークなし、横ばい
上昇幅	55 mg/dL	

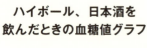

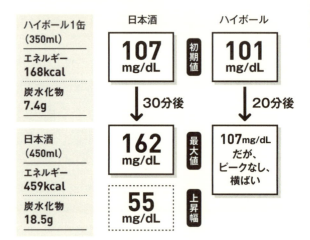

蒸留酒と醸造酒では、どちらが血糖値を引き上げるのでしょうか。

「醸造酒」は穀類や果実などを発酵させてつくるお酒、「蒸留酒」はその醸造酒を蒸留して造ったお酒になります。

醸造酒には、ビール、ワイン、日本酒などがあり、蒸留酒には、ウイスキー、焼酎、ブランデーなどがあります。

ハイボールと日本酒で検証してみました。なお、ハイボールは、ウイスキーを炭酸水で割ったカクテルの一種。蒸留酒の代表として登場です。

まずは、ハイボールです。

初期値が101mg／dLで、**その後の血糖が上がることはほとんどなく、血糖値はほぼ横ばい**という結果になりました。

一方、醸造酒の代表の日本酒は、**初期値が107mg／dL**で、飲むと血糖値がスルスルと上昇し、ピークは**162mg／dL**になりました。**上昇幅は55mg／dL**です。

ご存じのかたも多いでしょうが、蒸留酒は製造の際、蒸留というプロセスを経ているため、できあがったアルコール中には糖質が一切入っていません。糖質が含まれていないのですから、血糖値も上がりようがありません。

一方、**日本酒は米からできており、炭水化物（＝糖質）を含むため、グラフを見ていただけばわかるように、血糖値を上昇させてしまいます。**ハイボールか、日本酒かという対決であれば、血糖値の上昇に関しては、ハイボールの圧勝ということになります。

なお、みなさんの中には、醸造酒が血糖値を大きく上げてしまうようなイメージをお持ちのかたも多いでしょう。

しかし、実際のところは、醸造酒に含まれる糖質量は、ほかの糖質量多めの食品に比べると、それほど多くありません。このため、醸造酒を飲むと多少血糖値が上昇するものの、思ったほど大きくは上がらないのです。

今回の実験では、空腹時に日本酒を飲んだこと、飲んだ日本酒がおいしく、多量に飲んでしまったため、キュッと血糖値が上がってしまっていますが、それでも上昇幅はそれほど大きいものではありませんでした。そうした点から、醸造酒の場合も1～2杯飲む程度なら、血糖値のことはそれほど気にしなくてもよいでしょう。それよりも、**お酒の場合、とくに注意しなければならないのは、お酒と一緒に食べるおつまみ**など。お酒自体よりも、一緒に食べているおつまみによって、大幅な血糖値の上昇が引き起こされてしまうケースがずっと多いのです。

そこで、おつまみを炭水化物の多い食材ではなく、刺身や野菜などに置き換えてみましょう。糖質が少ない枝豆もおすすめです。炭水化物の少ない食材をつまみにすれば、血糖値の上昇を抑えやすくなるはずです。

また、**日本酒好きのかたは、最初から日本酒を飲まないように心がけてみてください。**まずは、ハイボールや甘くない焼酎などから始めるのがいいですね。

加えて、ベジファースト、ナッツファーストなどで、先に野菜やナッツ類などを食べておくと、そのあと日本酒を飲んでも、血糖値が上がりにくくなります。

結論

- **ハイボールをはじめとする蒸留酒は、血糖値を上昇させず、やっぱり安心**
- **飲酒時の血糖値上昇を避けるには、おつまみを正しくセレクト**

ビール VS. レモンサワー

甘いお酒は要注意！ビールは意外な結果に

ビール、レモンサワーを飲んだときの血糖値グラフ

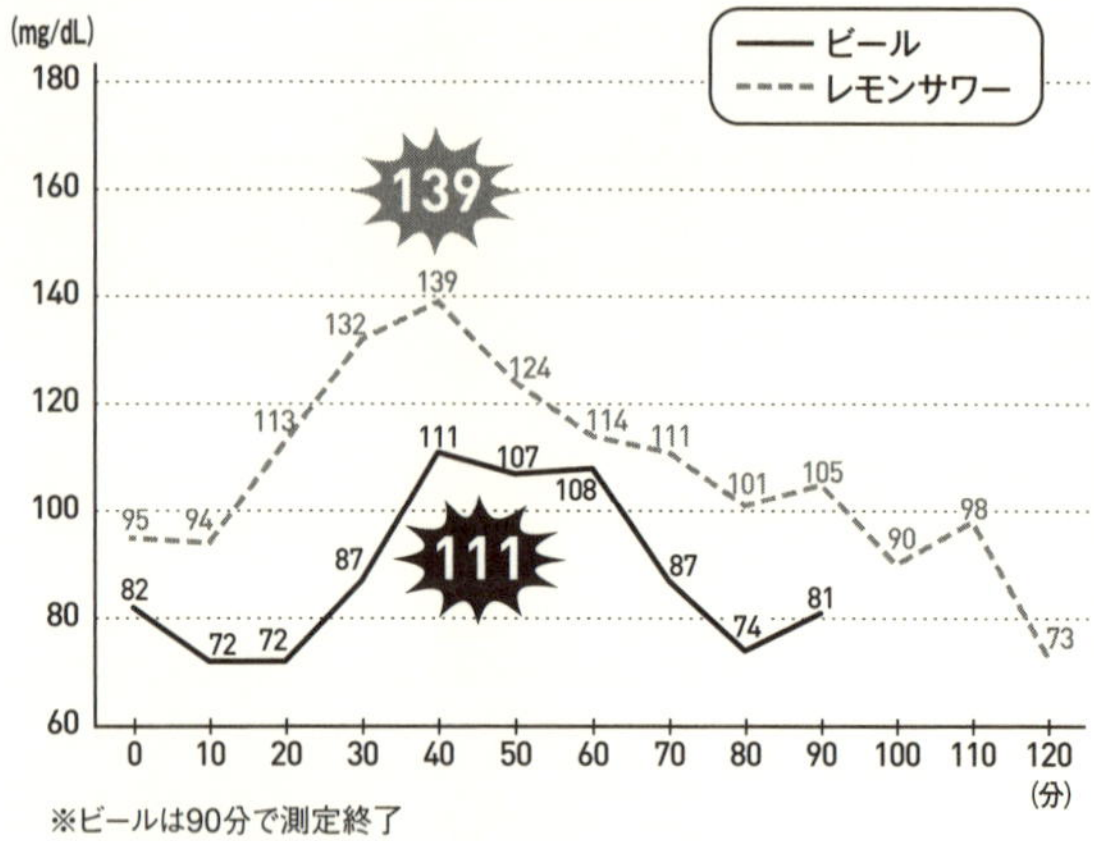

※ビールは90分で測定終了

ビール（500ml）
エネルギー 200kcal
炭水化物 13.5g（糖質13g）

レモンサワー（350ml）
エネルギー 168kcal
炭水化物 16.8g

	レモンサワー	ビール
初期値	95 mg/dL	82 mg/dL
↓	40分後	40分後
最大値	139 mg/dL	111 mg/dL
上昇幅	44 mg/dL	29 mg/dL

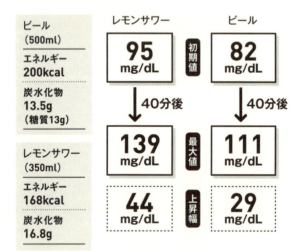

続いても、お酒対決です。

ビールvs.レモンサワーでは、どちらが血糖値を上げてしまうのでしょうか。

レモンサワーを自分で作る場合は、焼酎にレモン果汁とレモンを加え、炭酸水を注いで混ぜればできあがりです。

焼酎は蒸留酒であるため、含まれている糖質はゼロ。これに対して、ビールは醸造酒ですから、ある程度糖質を含みます。

と考えると、レモンサワーよりも、ビールのほうが血糖値が上がりそうなものですが、ここでのポイントは、検証ではレモンサワーに市販品の缶入りレモンサワー（350ml）を使用した点です。

実際の検証結果を見てみましょう。

まずは、ビールです。

初期値は、82mg／dLで、飲むとジワジワと上昇し、40分後にピークの**111mg／dL**を記録しました。その**上昇幅は29mg／dL**です。

続いて、レモンサワー。

初期値は95mg／dL。40分後がピークで**139mg／dL**まで達しました。ビールに比べると、血糖値は急上昇したといってよいでしょう。**上昇幅は44mg／dL**となっています。ひょっとすると、意外に思ったかたもいらっしゃるかもしれません。

醸造酒は、糖質ゼロの蒸留酒と比べて、糖質を含むため血糖値が上がりやすいイメージがありますが、前項の日本酒のところでもお話しした通り、それほど血糖値は上がらないのです。

それは、そもそもお酒に含まれる糖質量が多くないためです。今回の**ビール（500ml）に含まれる糖質量は13gですから、含有量はかなり少なめといってよく、ですから、血糖値も多少上がったかな？という程度に**とどまっています。

これに対して、レモンサワーの場合、初期値の95mg／dLから40mg／dL以上、およそ1食分に相当するくらいの血糖値が上昇しています。

糖質ゼロの焼酎なのに、なぜ、これだけ血糖値が上昇してしまうかといえば、その**原因は、レモンサワーに含まれる果糖ブドウ糖液糖**ということになります。

果糖ブドウ糖液糖は、トウモロコシやじゃがいも、さつまいもなどを原料とした甘味料の一種です。サワーなどの酒類や、ジュースやコーラなどの清涼飲料水、菓子類などに甘味料として使われています。**果糖ブドウ糖液糖は、吸収が非常にスムーズな糖質であり、血糖値を急上昇させてしまう**のです。

果糖ブドウ糖液糖を含んだレモンサワーは、むしろ甘いジュースと考えたほうがいいのですね。ほかに梅酒などもあげられます。果実酒を作る過程で氷砂糖が入っているので、血糖値をかなり上げてしまうおそれがあります。また、黒ビールやクラフトビールの中には糖質量が多いものもあり、注意が必要です。

このように、お酒によってほとんど血糖値を上げないものもあれば、レモンサワーのように上げてしまうものもあります。とくに甘みの強いお酒に関しては、内容量をよく確認してから選ぶことをおすすめします。

結論

- **血糖値が意外に上がらないため、食事はじめの「とりあえずビール」もＯＫ**
- **果糖ブドウ糖液糖を含む甘いお酒に要注意**

赤ワインVS.白ワイン
どうして締めのラーメンが食べたくなるか、その理由がわかった！

赤ワイン、白ワインを
飲んだときの血糖値グラフ

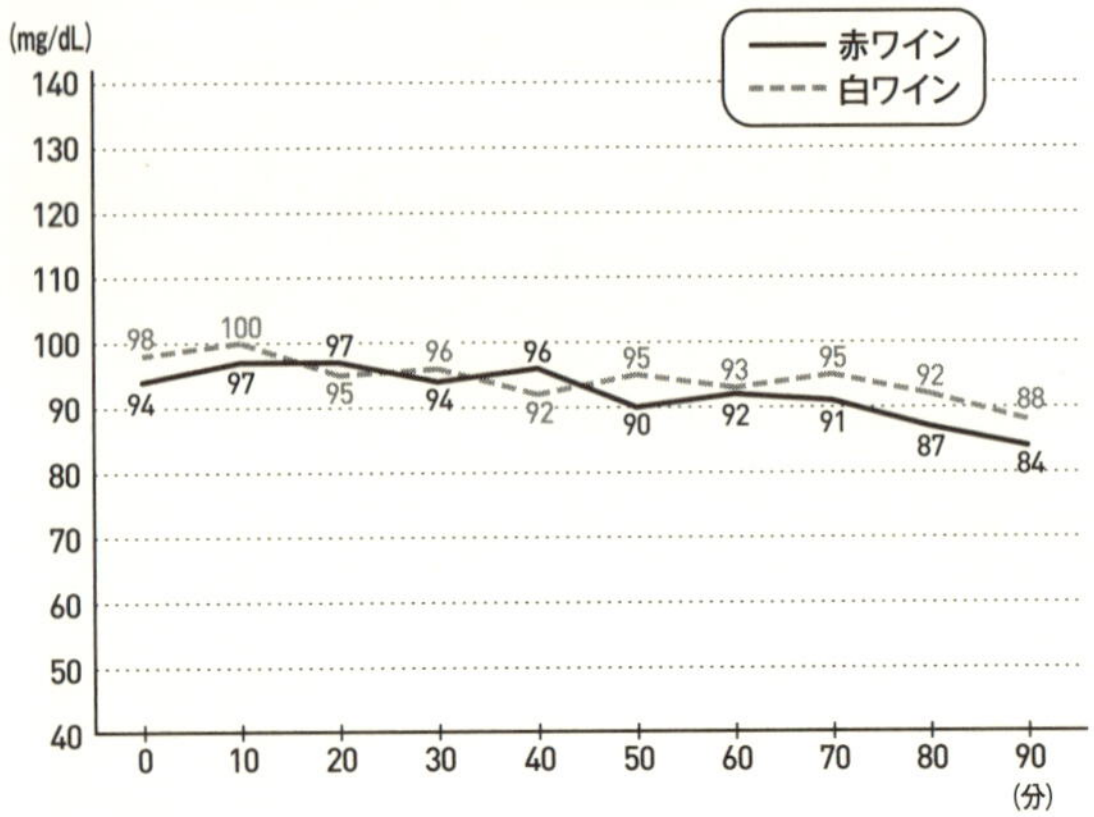

赤ワイン（187ml）	
エネルギー	127kcal
炭水化物2.8g（糖質1.9g）	

白ワイン（187ml）	
エネルギー	140kcal
炭水化物3.7g（糖質2.6g）	

	白ワイン	赤ワイン
初期値	98 mg/dL	94 mg/dL
最大値 上昇幅	100mg/dL だが、ピークなし、横ばい	97mg/dL だが、ピークなし、横ばい

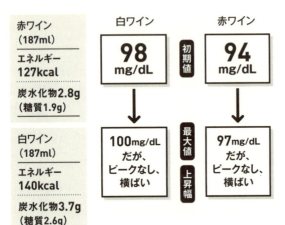

お酒対決の第三弾です。さっそく、検証結果を見てましょう。

赤ワインの**初期値は94mg／dL**、その後、血糖値が大きく上昇することはなく、**ほぼ横ばいで推移**しました。白ワインの**初期値は98mg／dL**。白ワインも、赤ワインと同様、血糖値が急上昇するようなことはなく、**ピークなしのほぼ横ばい**でした。

赤も、白も、ほとんど重なるような変動グラフとなっています。赤も白も同じ醸造酒ですが、血糖値の上昇はほぼ起こっていません。その理由は各ワインに含まれる糖質が少ないから。赤ワインが1・9g、白ワインが2・6g。この程度の糖質量だと、血糖値の上昇が引き起こされないのです。

なお、シャンパンやデザートワインなど糖質を多めに含んだ、甘めのワインなどになると、多少、血糖値が上がりやすくなるものもあります。

いずれにしても、**醸造酒、蒸留酒の種別に関係なく、含まれている糖質量が少ないアルコールは血糖値を大きく変動させません。**先にも触れた通り、一緒に食べるおつまみなどによって血糖値が変動しますので、アルコールと一緒に何を食べるかが重要ということになります。

さて、みなさん、赤ワインと白ワインの血糖値の変動のグラフを見て、何かお気づきなったことはないでしょうか。赤も白も、時間が経過するにつれ、血糖値が飲み始め前よりも下がってきています。これは、どういうことでしょうか。

実は、お酒を飲むと血糖値は下がりやすくなるのです。このことには肝臓が密接に関与しています。我々の血糖値は、肝臓によってコントロールされています。血液中の糖は、食べ物から吸収された糖分と、肝臓から供給される糖を加えたもので成り立っています。血中の糖が不足すると、肝臓にグリコーゲンとして蓄えられていた糖が血液中に放出され、足りない分を補います。

ところが、お酒を飲むと、**お酒は身体にとって毒物なので、肝臓はお酒を解毒するのに忙しくなります。すると、肝臓から血液中への糖の供給が疎《おろそ》かになり、その結果として、血液中の糖が不足し、血糖値が下がる**ことになるのです。こうして血糖値の低下が起こると、身体はそれをエネルギー不足と受け止めます。身体が飢餓状態に陥《おちい》っているわけですから、とたんに空腹を感じるようになるのです。

たくさんお酒を飲んだあと、締めのラーメンやスイーツを食べたくなるのには、こうした理由があります。飲みすぎによって生じた低血糖を解消しようという、文字通り身体の生理的な欲求なので、なかなか締めのラーメンをガマンできないのですね。**いいかえれば、締めのラーメン、締めのスイーツが欲しくなるのは、あなたが飲みすぎているという証拠。**締めのラーメンを避けるには、飲みすぎないことです。あるいは、体重が増えるおそれがありますが、酒席の後半で少し糖質をとっておくと（少量のデザートを食べるなど）、締めのラーメンに行かなくてすむかもしれません。

お酒を飲むと、血糖値が上がらないと聞いて喜んでいるあなた、結果として酒量が上がれば、肝臓の負担が増え、肥満や脂肪肝になりやすくなりますから、身体に悪いことのほうが多いのです。そのへんを忘れないでくださいね（苦笑）。

結論

- **赤ワインも白ワインも、ほぼ血糖値の上昇を引き起こさない**
- **締めのラーメンを食べたくなったら、飲みすぎの証拠**

焼き鳥：タレ VS. 塩

同じ焼き鳥、タレと塩で違いが出る？ 出ない？

焼き鳥タレ、焼き鳥塩を食べたときの血糖値グラフ

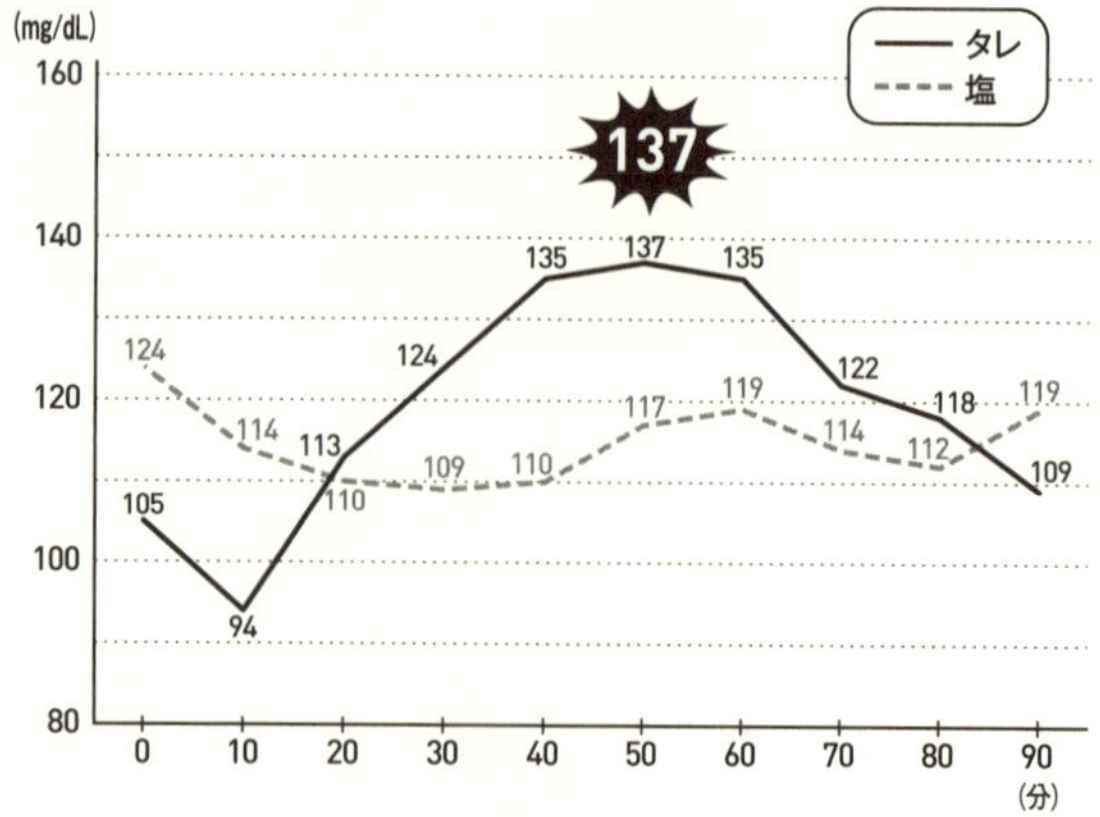

	焼き鳥塩	焼き鳥タレ
初期値	124 mg/dL	105 mg/dL
	↓	↓ 50分後
最大値	124mg/dL だが、ピークなし、横ばい	137 mg/dL
上昇幅		32 mg/dL

同じ焼き鳥のタレと塩とで、ここまで違った結果が出ることは想定していませんでした。タレの上昇幅が30mg／dL以上になったのは、タレに甘みなどを加えている糖質の影響と考えられます。みなさんもよくお食べになる焼き鳥（タレ）は、食べすぎに気をつける必要がありそうです。

「同じ焼き鳥をタレと塩で食べたら、どちらが血糖値が上がるのか」「それとも、たいした違いは生じないのか」という単純な疑問からスタートした検証でした。

検証では、焼き鳥はねぎまを４本ずつ。当然ながら、双方に含まれる内容成分、カロリーは、原則としてほぼ同じものになるはずです。

両者の違いは、塩で焼いたか、タレで焼いたかだけ。

果たして、それで血糖値の上昇に違いがでるものでしょうか。

その実験の結果は……。

まずは、焼き鳥（塩）です。

初期値が１２４mg／dL。微妙に高い数値になっていますが、以降の血糖値の変動の推移を見る限り、**血糖値の変動なし、横ばい**と判断してよいと思います。

対する焼き鳥（タレ）の結果は、次のようになりました。

初期値は１０５mg／dL。食後、血糖値はゆるやかに上昇し、50分後にピーク。**１３７mg／dL**に達し、**上昇幅は32mg／dL**を記録しました。

意外な結果で正直なところ、ここまで差が出るとは思っていませんでした。

ねぎまに含まれる栄養素としては、たんぱく質が半分以上を占め、残りが脂質、炭水化物は含まれるにせよ、それほど多くないと考えられます。

実際、ねぎま（塩）を食べた結果を見ても、血糖値の変動はほとんどなく、炭水化物がごく少量しか含まれていないことが推察できます。

ところが、その同じねぎまをタレで焼いて食べると、血糖値がしっかり上がるのですね。

これはすなわち、焼き鳥ではなく、焼き鳥に塗られたタレだけで血糖値がこれだけ上昇してしまったということを示しています。

焼き鳥の、甘みの強いおいしいタレは、甘さや旨みをもたらすための調味料によって味が整えられているはずですが、その調味料に、焼き鳥4本で上昇幅30mg／dLほどの血糖値上昇を引き起こす糖質が含まれていたことになります。

そこまでの力が焼き鳥のタレにはあったのかと、ちょっとびっくり。こうした差が出るとはまったく予想していませんでした。

ねぎま4本でこれだけ血糖値が上がっているのですから、さらに本数を食べたら、血糖値の上昇がもっと上乗せされる可能性もあるでしょう。

なにしろ、焼き鳥屋さんで食べたら、４本だけで済ませるということはないでしょう。

もっとたくさんの焼き鳥をタレで食べてしまうでしょうし、そうなると、つくねなども、血糖値の面からすると要警戒かもしれません。

つくねの場合、肉をまとめるのにつなぎが使われています。つなぎに含まれる炭水化物は、血糖値上昇の要因ともなるからです。

いずれにしても、この意外な結果を踏まえて、**血糖値が気になるかたは、焼き鳥はタレよりも、断然、塩で**ということになりますね。

結論

- 焼き鳥タレは、想定以上に血糖値を上昇させた
- 血糖値が気になるかたは、焼き鳥はタレよりも塩

柿の種 vs.ピーナッツ
どちらが血糖値抑制に有効か。おつまみ対決の結果は？

**柿の種、ピーナッツを
食べたときの血糖値グラフ**

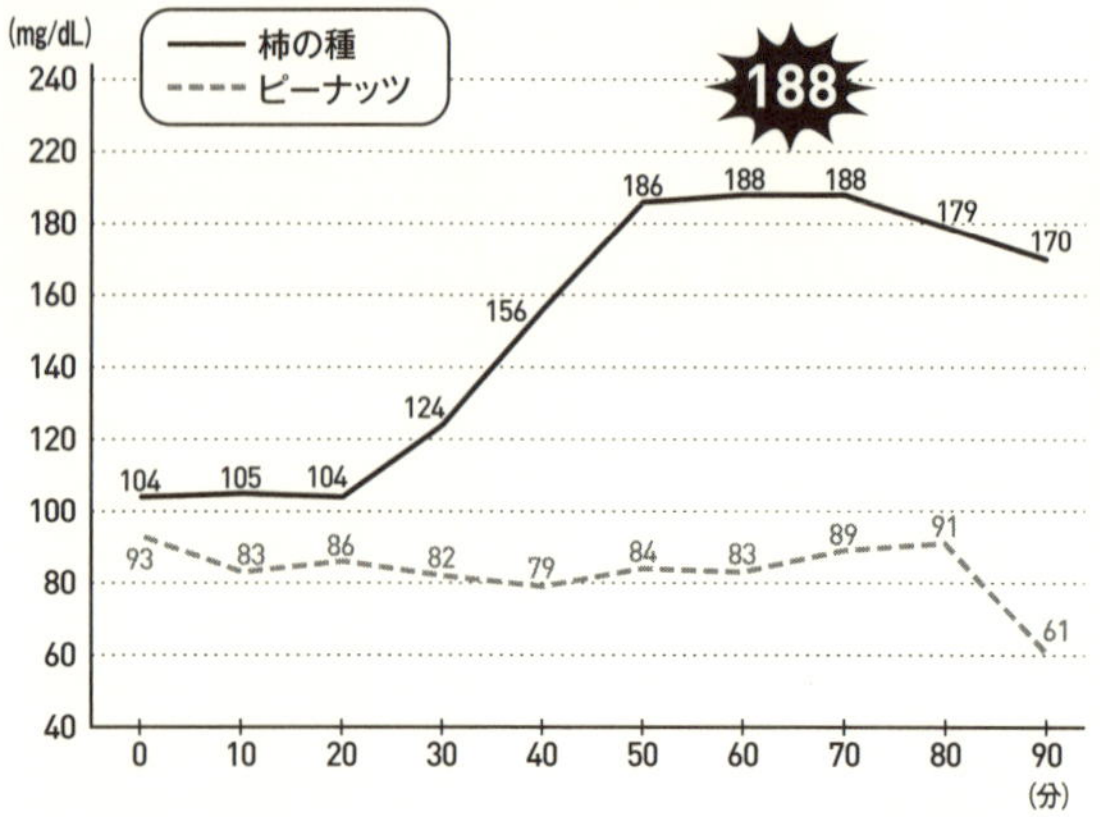

柿の種1袋（30g）	
エネルギー	136kcal
炭水化物	20.9g

ピーナッツ（30g）	
エネルギー	183.5kcal
炭水化物	7.5g

	ピーナッツ	柿の種
初期値	93 mg/dL	104 mg/dL
	↓	↓ 60分後
最大値	93mg/dLだが、ピークなし、横ばい	188 mg/dL
上昇幅		84 mg/dL

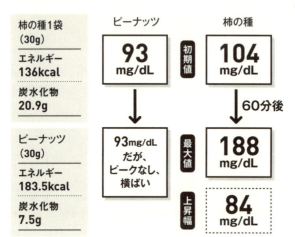

お酒をよく飲む人のうちには、「血糖値が高めですよ」といわれると、「ひょっとして、お酒をやめたほうがいいですか？」と聞き返してくるかたがいます。

もちろん、お酒を控えることは健康維持のために役立ちます。血圧が安定しやすくなりますし、肝臓への負担も少なくなるでしょう。ですが、重要なのはそれだけではありません。私は、「お酒だけじゃなくて、お酒と一緒に食べているもののほうが大きな影響を与えるんですよ」とお話しすることにしています。

これまでも触れてきた通り、お酒自体は、みなさんの思っているほど血糖値を上昇させるものではありません。それよりも重要なのは、お酒を飲むときに一緒に食べているおつまみのほうなのです。

そこで、柿の種。お酒のおつまみによく食べるかたもいらっしゃるでしょう。それと単体のピーナッツ、この2つの血糖値の変動を検証してみましょう。

柿の種1袋（30g）と、ピーナッツ（30g）を食べます。

まずは、柿の種です。

初期値が104mg/dL。血糖値は20分辺りから急上昇し、60分辺りでピークに達しました。ピーク値は**188mg/dL**。**上昇幅は84mg/dL**となっています。

一方、ピーナッツ。

初期値が93mg/dLで、その後は**ほぼ横ばい**といってよいでしょう。ピーナッツ単体では血糖値はまったく上昇しませんでした。

なお、それぞれに含まれる炭水化物の量は、柿の種が20・9g、ピーナッツが7・5g。厳密にいえば、炭水化物のうちに含まれる糖質（食物繊維を除いたもの）は、この場合、5gくらいと考えられますが、5gくらいの糖質では、ほぼ血糖値は上昇しないといってよいでしょう。

なお、ときどき、「甘いものが血糖値を上げるので、しょっぱいものならいくら食べても大丈夫」などといったものすごい誤解をしている人がいて、仰天することがあるのですが、もちろん、そんなことはありません。

柿の種には、20gもの炭水化物が含まれています。結構な量ですね。その量を反映して、しっかり血糖値も上がってしまっています。

おつまみとして、せんべいを食べることはあまりないと思いますが、**酒席で柿**

の種が出されると、みなさん、なんの違和感もなく食べてしまうので、そのへんも意識的にならないといけません。

わずか1袋でこれだけ血糖値が上昇してしまうので、血糖値を気にされているかたは、柿の種とピーナッツの二択かだったら、迷わずピーナッツを選んでください。

それから、酒席でよく見かけるミックスナッツ。

単体のピーナッツ同様、血糖値を上げにくいものの、カロリーがやや高めという短所があります。それでも、私は、ミックスナッツを食べること自体が悪いとは思いません。**実は、ミックスナッツに含まれる脂の8割は身体にいいとされる不飽和脂肪酸を含んでいます**。揚げ物を食べるよりずっといいですよ。

結論

- 柿の種とピーナッツの二択なら、迷わずピーナッツ
- ピーナッツ以外に、ミックスナッツもすすめられる

缶コーヒー：加糖vs.微糖vs.無糖

缶コーヒーの甘さの違いで、どれぐらい血糖値の上昇に差があるのか

缶コーヒーの加糖、微糖、無糖を飲んだときの血糖値グラフ

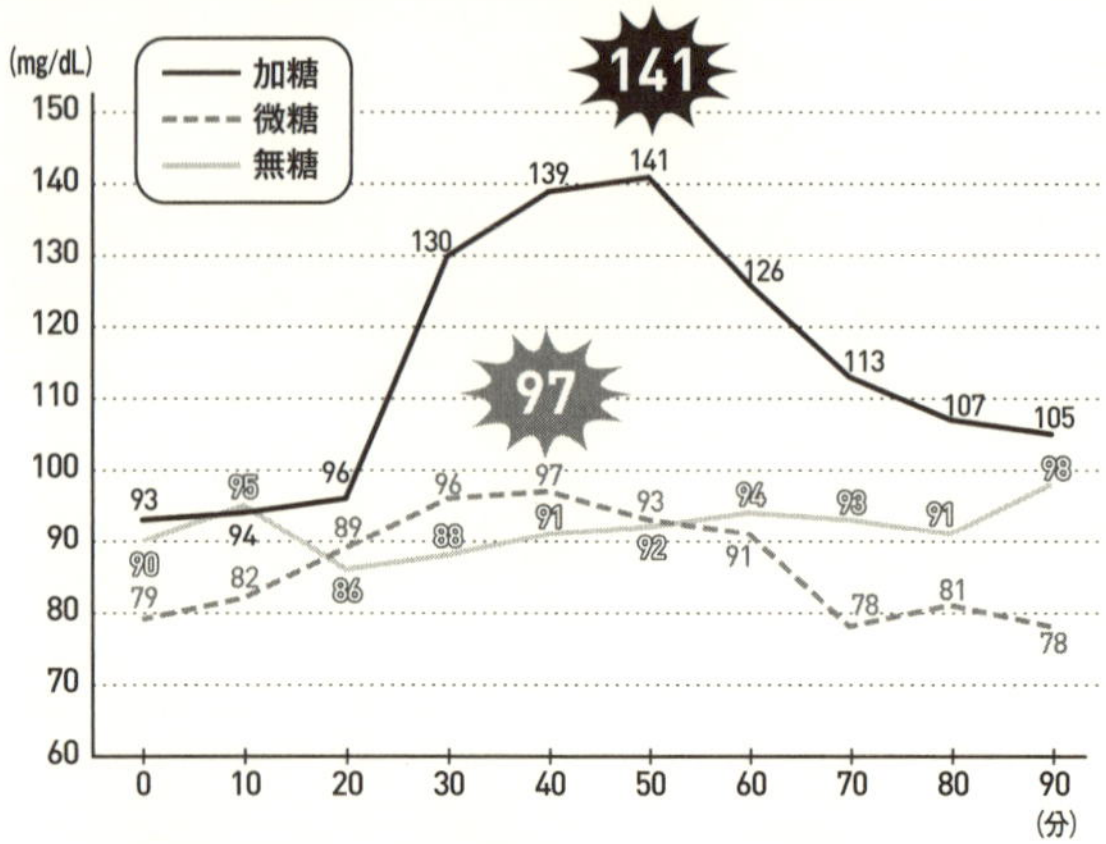

無糖	微糖	加糖	
90 mg/dL	79 mg/dL	93 mg/dL	初期値
↓	↓40分後	↓50分後	
98mg/dL だが、ピークなし、横ばい	97 mg/dL	141 mg/dL	最大値
	18 mg/dL	48 mg/dL	上昇幅

無糖（185g）	微糖（185g）	加糖（185g）
エネルギー 0kcal	エネルギー 40.7kcal	エネルギー 52.5kcal
炭水化物 1.1g	炭水化物 6.1g	炭水化物 12.8g

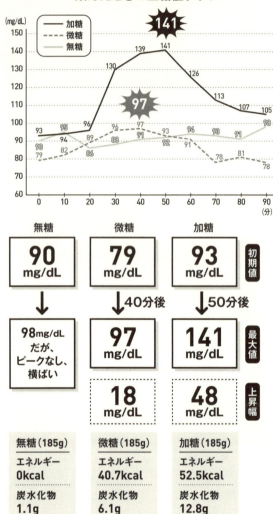

仕事の合間や、ちょっとした空き時間に飲むことも多い缶コーヒー。

砂糖入りと微糖と無糖とでは、果たして血糖値の上がり方にどんな違いがあるのでしょうか。検証してみました。

まず加糖の缶コーヒー。

初期値は93mg／dL、飲むと20分後辺りから急上昇し、50分後にピークとなりました。ピークの値は**141mg／dL**。**上昇幅は48mg／dL**でした。

続いて、微糖のコーヒーです。

初期値は79mg／dL。ゆっくりと上昇し、40分後にピーク。**97mg／dL**まで上がっています。**上昇幅は18mg／dL**でした。

最後が無糖のコーヒー。

初期値は90mg／dL。少しずつの変動はありましたが、総じて**ほぼ横ばい**と見てよいと思います。

3つを比較してみると、明らかに糖質量を反映した結果となったと考えていいでしょう。

砂糖入りに含まれる炭水化物が12・8g、微糖が6・1g、無糖が1・1g。それぞれに含有される炭水化物量に応じて、血糖値が変動したと考えられます。

とくに**加糖の缶コーヒーは、1缶（185g）を飲むだけで、血糖値が50mg／dL近く上昇しています。これは食事1回分の血糖値の上昇に相当**します。

ですから、加糖入りの缶コーヒーは、飲み物というより食事に近いと考えたほうがよいでしょう。

甘めの缶コーヒーが好きで、1日に何本も飲んでしまったら、そのたび、こうした血糖値の急上昇をくりかえすことになりますから、血管にもよくありません。

また、微糖の缶コーヒーは、私の予想よりも血糖値が上昇しませんでした。これには、私自身のすい臓の瞬発力の問題がからんでいます（この点については、136ページの牛乳vs.豆乳の項目で再度検討させてください）。

要は、含有される糖質量がある程度のレベルに達しない場合、大きな血糖値の上昇が起こりにくいのです。微糖の缶コーヒーの場合、含まれる糖質量が6・1gと少なめなため、**あまり大きな血糖値の変動につながらなかったと考えられます。**

いずれにしても、缶コーヒーがお好きで、たくさん飲んでしまうかたは、砂糖入りや微糖ではなく、無糖のものを選ぶことをおすすめしたいと思います。

なお、缶コーヒーに限らず、コーヒーに砂糖を入れているかたも、ブラックで飲むなら血糖値の上昇にはつながらないわけですが、「ブラックは苦手」という場合、砂糖は入れずに、ミルクを入れるようにしましょう。

それから、「コーヒーファーストで、先にコーヒーを飲んでおけば、食事の血糖値が上がりにくくなる」という俗説もあるようですが、これは、まったくのデマ（苦笑）。信じて実行するには及びません。

結論

- 砂糖入りの缶コーヒーは、食事1回分くらいの血糖値の上昇を引き起こしてしまうおそれあり
- 血糖値を考えるなら、無糖やブラックがおすすめ。ブラックが苦手な人はミルクも加えよう

ストレートティーvs.レモンティーvs.ミルクティー

紅茶対決、どの紅茶が好みですか？

ストレートティー、レモンティー、ミルクティーを飲んだときの血糖値グラフ

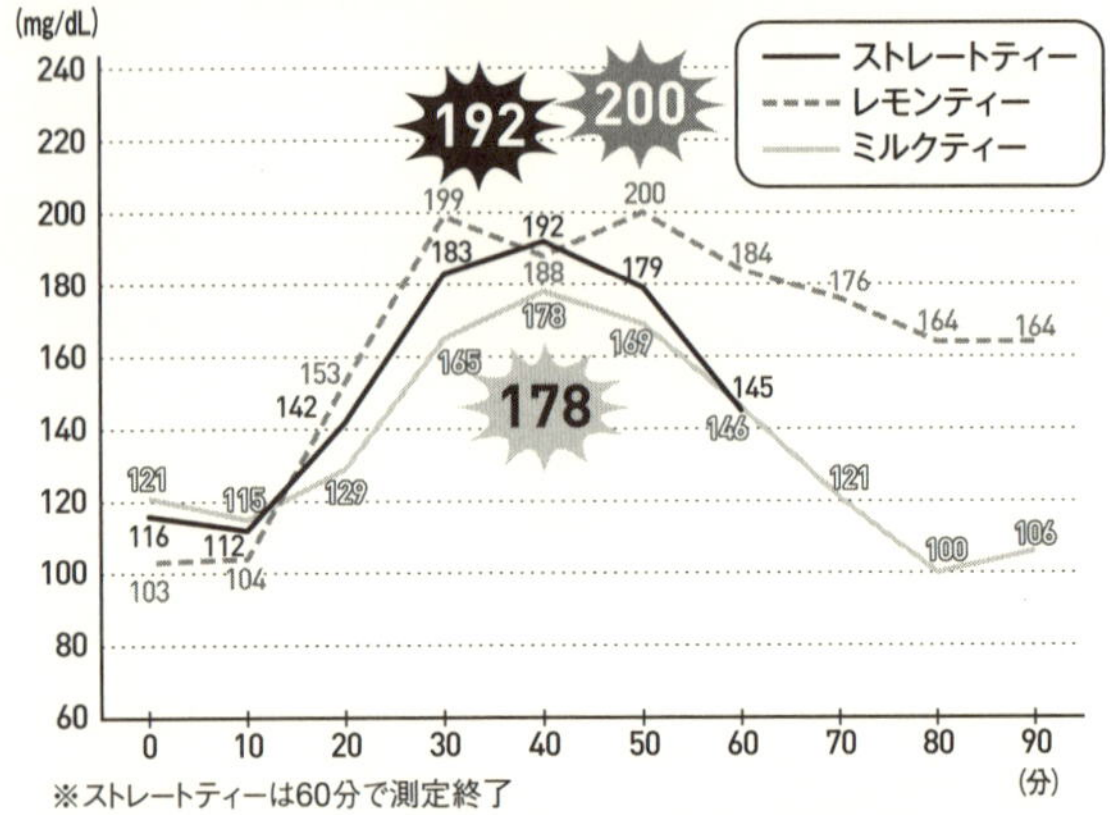

※ストレートティーは60分で測定終了

	ミルクティー	レモンティー	ストレートティー
初期値	121 mg/dL	103 mg/dL	116 mg/dL
	↓40分後	↓50分後	↓40分後
最大値	178 mg/dL	200 mg/dL	192 mg/dL
上昇幅	57 mg/dL	97 mg/dL	76 mg/dL

ミルクティー（400ml）	レモンティー（400ml）	ストレートティー（400ml）
エネルギー 140kcal	エネルギー 108kcal	エネルギー 60kcal
炭水化物 27.6g	炭水化物 27.2g	炭水化物 15.2g

紅茶にはいろいろな飲み方があります。ストレートティーやレモンティー、それから、ミルクティー、この３つが代表的なものといってよいでしょう。

では、血糖値という観点から見たとき、どんな飲み方がすすめられるのでしょうか。市販のペットボトルの紅茶（１本４００㎖）を使って、血糖値の変動を検証してみました。商品によっては無糖のものがありますが、今回は加糖のものを飲んでいます。

最初は、ストレートティー。

初期値は１１６mg/dL。飲むと順調に血糖値が上昇し、40分でピーク。**１９２mg/dL**を記録しました。**上昇幅は76mg/dL**となっています。

次に、レモンティー。

初期値は１０３mg/dL。かなり急角度で血糖値が上がっていき、50分後にピーク。**２００mg/dL**に達しました。その**上昇幅は97mg/dL**です。

３つめが、ミルクティー。

初期値が１２１mg/dL。飲むと、ゆるやかに上昇し、40分後にピーク。**１７８**

mg／dLを記録しています。その**上昇幅は57mg／dL**にとどまりました。

ストレートティーもかなり角度で急上昇していますが、それよりも急角度だったのがレモンティー。これは、明らかに含有される炭水化物量を反映しています。

ストレートティーが15・2g、レモンティーが、なんと27・2g。

レモンティーのほうが、12gも炭水化物量が多いので、その分、レモンティーの血糖値上昇は急角度となり、血糖値のピークも、より高くなっています。

含有量としては、30g近くあり、これはスポーツドリンクの炭水化物含有量に近い値です。

そのうえ、レモンティーは口当たりもいいので、ついグイグイと飲みすぎてしまう傾向があります。

とくに注意したいのは、アイスレモンティー。冷たいと、より早く飲めてしまいます。そうなれば、やはり血糖値がグイグイ上がってしまうでしょう。

いいかえるなら、**夏の盛りやスポーツのあとなどに、スポーツドリンク代わりにアイスレモンティーを飲むのがいちばんいい飲み方かも**しれません。

今回の検証で使ったレモンティーは、甘く整えれられている市販品でした。

ご自宅やカフェでレモンティーを飲む場合には、ホットで砂糖抜きにするといいですね。それなら血糖値の上昇の心配はいりません。

またミルクティーは、血糖値の上昇もなだらかで、ピークも低め。これは、いままでも何度かお話ししてきているミルクの乳脂肪分の働きと考えられます。乳脂肪の影響で、炭水化物の消化・吸収が遅らせられた結果、血糖値の上昇がゆるやかになり、ピークも抑制されました。

3つの紅茶のうち、血糖値を考えて選ぶなら、ミルクティーということになるでしょう。

結論

- ストレートティー、レモンティー、ミルクティーの三者対決はレモンティーが圧倒的に血糖値を上げる結果となった
- 飲み物はできる限り無糖で。糖分は食事でとるように心がけましょう

牛乳 vs. 豆乳

どちらが血糖値をより上げると思いますか？

牛乳、豆乳を飲んだときの血糖値グラフ

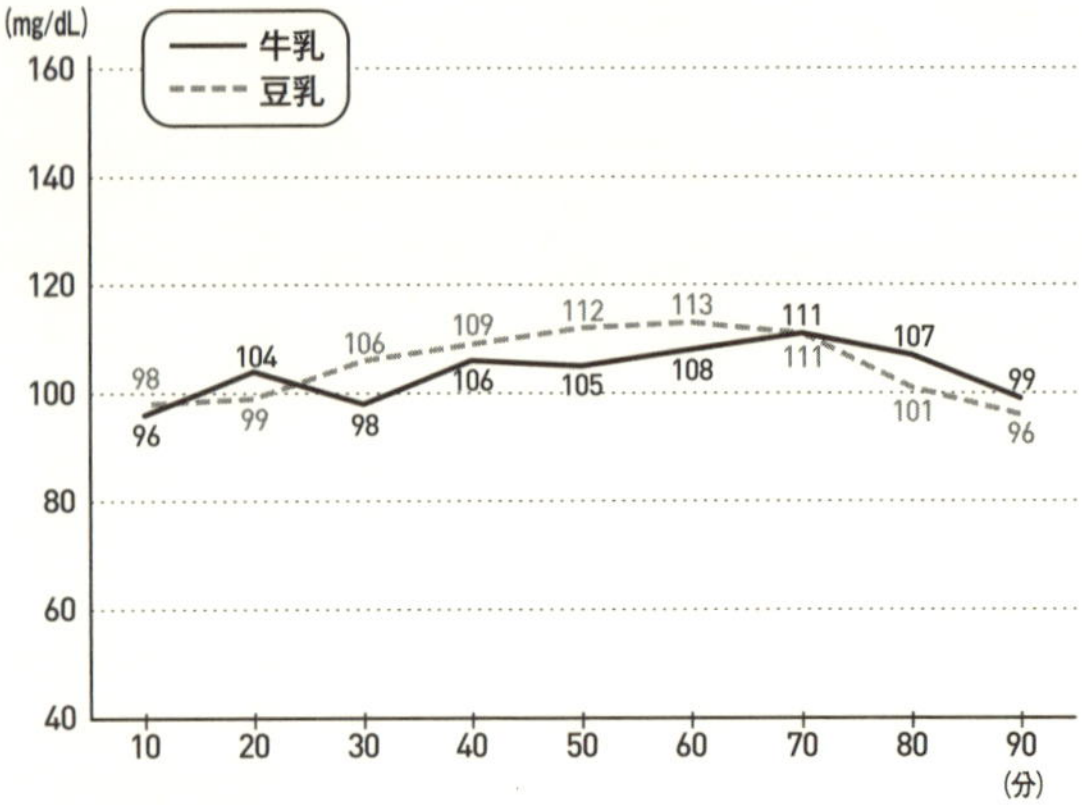

牛乳（200ml）
エネルギー 137kcal
炭水化物9.9g

豆乳（200ml）
エネルギー 116kcal
炭水化物4.8g

	豆乳	牛乳
初期値	98 mg/dL	96 mg/dL
最大値 上昇幅	113mg/dL だが、ピークなし、横ばい	111mg/dL だが、ピークなし、横ばい

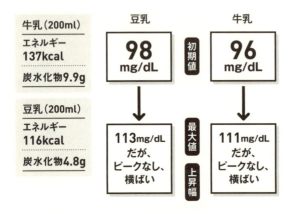

牛乳と豆乳では、血糖値を上げやすいのはどちらでしょうか。

本書を最初から順に読んできている読者のみなさんは、牛乳については結果をご存じでしょう。それに比べて、豆乳はどうなるでしょうか。

牛乳と豆乳、それぞれ200ml飲んで検証を行ってみました。

まず、牛乳。**初期値は96mg／dL**。経緯はグラフを見ていただければわかる通り、わずかに上下動はあるものの、**ほぼ横ばい、ピークなし**でした。

次に、豆乳です。**初期値は98mg／dL**、豆乳も牛乳と同様に、大きな上下動はなく、**ほぼ横ばい**で推移しました。

豆乳も、また牛乳と同様に、血糖値をほぼ上げませんでした。含まれる炭水化物（＝糖質）の量が少ないため、それを反映しての結果ということになります。

なお、牛乳に含まれる炭水化物は9・9g、豆乳が4・8g。牛乳は、豆乳の倍量の炭水化物を含むわけですが、その違いはグラフにはまったく反映されていないように見えます。これは、どういうことでしょうか。

血糖値の検証実験を始めて、だんだんわかってきたことがあります。

食品に含まれる炭水化物（＝糖質）の量がある境を超えるまで、ほぼ血糖値の変動が起こらないのです。臨界のラインのようなものがあるのですね。

検証実験を通じて、自分の臨界点が10gの辺りにあることがわかってきました。私の場合、ある食品に含まれる**糖質の量が10g超えてくると、ギュッと血糖値が上がり始める**のです。もちろん、ほかのかたたちに同じような現象が起こっているかどうかについては確かめられていません。少なくとも私個人に限っていえば、10g以内の糖質のものを食べている限り、血糖値は急上昇したりしないのです。今回の場合なら、牛乳の9・9gも、豆乳の4・8gも、同じ10g未満なので、血糖値はほぼ上がらないということです。

このお話をしたのは、血糖値が急上昇してしまう臨界のラインを知っておくことが、血糖値のコントロールの役に立つのではないかと考えられるからです。

モニタリング装置で継続的に血糖値の変動を追っているかたなら、**日々の血糖値の変動と、食材に含まれる糖質量を突き合わせて比較することで、「自分はここを超えると血糖値がギュッと上がってしまうのだな」ということがわかってく**

る可能性があります。

個人によって臨界の数値は違ってくるでしょうが、それがわかってくれば、その限界のラインを超えないように、食事を調整することも可能です。

食品の内容表示を見て、私の場合なら10g以上の糖質が入っていたら食べ方に配慮するといった選択肢ができるということです。

なお、モニタリングしていないかたの場合でも、食後の体調変化で、血糖値の上昇の度合いを推し量ることができます。食後に眠気が起こったり、食後しばらくして、「なんとなく口さみしいな」「ちょっと甘いものが欲しいな」と感じたりするようだったら、それは食事で血糖値が急上昇している証拠。そうやって自分に合っている食事（食材）、合っていない食事（食材）を見つけていくといいでしょう。

結論

- **牛乳も、豆乳も、ほぼ血糖値の上昇を引き起こさない**
- **自分の血糖値を上げる臨界点を見つけてみよう！**

コーラvs.無糖コーラ

無糖コーラって本当に血糖値が上がらないの？

コーラ、無糖コーラを飲んだときの血糖値グラフ

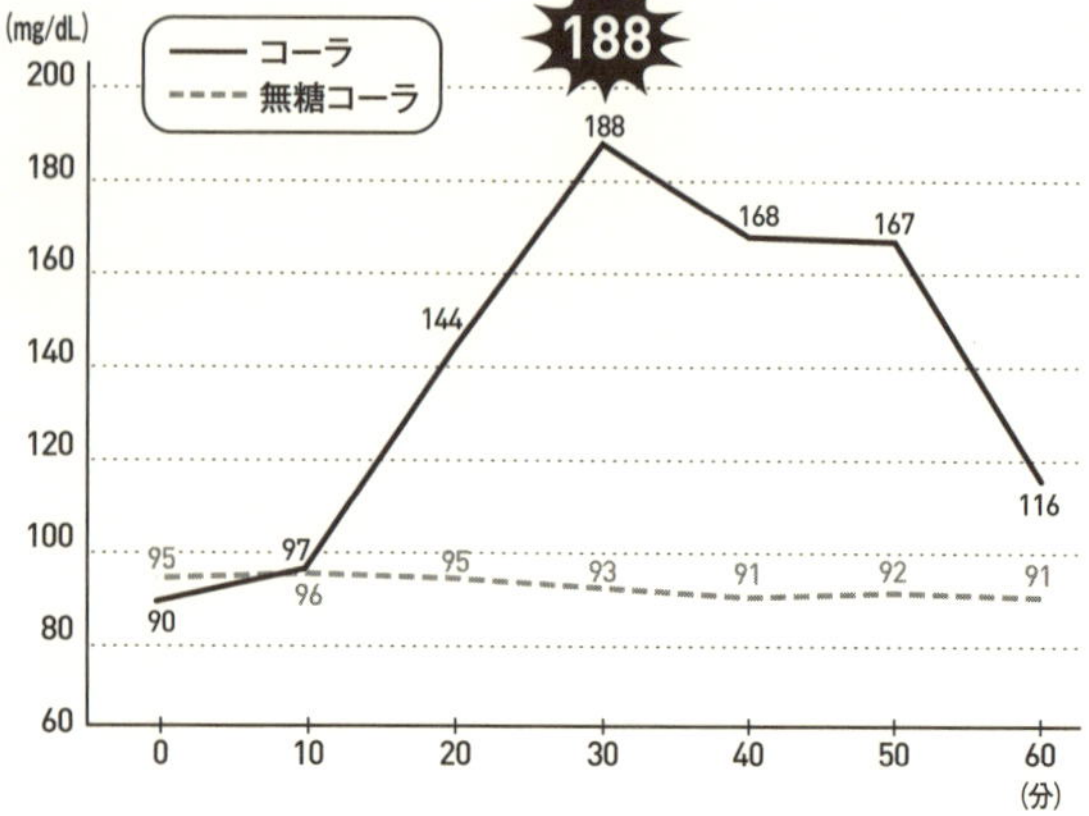

コーラ（500ml）	
エネルギー	225kcal
炭水化物	56.5g

無糖コーラ（500ml）	
エネルギー	0kcal
炭水化物	0g

	無糖コーラ	コーラ
初期値	95 mg/dL	90 mg/dL
最大値	96mg/dLだが、ピークなし、横ばい	188 mg/dL（30分後）
上昇幅		98 mg/dL

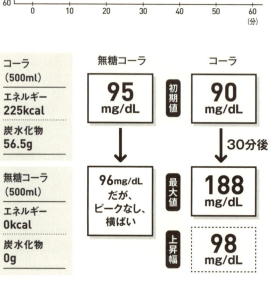

多くの糖尿病の患者さんを診《み》ていると、「ずっとコーラばかり飲んできました」という人にときおり出会うことがあります。

そうしたかたたちは、コーラだけに限りませんが、サイダーや甘い炭酸飲料を常時飲んでいて、それが完全に習慣化してしまっています。

もちろん、こうした習慣は糖尿病を発症させたり、すでに罹患《りかん》しているならその病状を悪化させたりする要因となっています。

そこで、ここでは、コーラ（1本500ml）と、人工甘味料が使われている無糖のコーラを飲んで、それぞれの血糖値の変動を検証してみました。

まずは、コーラです。

初期値は90mg／dL。血糖値はただちに急上昇し、わずか30分でピークに達しています。ピークの値は、**188mg／dL**。**上昇幅は98mg／dL**にもなっています。

続いて、無糖コーラ。

初期値は95mg／dLで、それ以降、**ほとんど変動なく、横ばいで推移**しました。

非常にはっきりした結果が出たといっていいでしょう。

コーラに含まれる炭水化物量は、この５００ml１本で56・５g。かなりの炭水化物量となっています。しかも、この炭水化物には、果糖ブドウ糖液糖や砂糖が含まれています。

なお、**果糖ブドウ糖液糖は、人工甘味料ではありません。トウモロコシなどのでんぷんをブドウ糖に分解したのち、その一部を果糖に変換して作る「異性化糖」の1つ。**コーラやジュース、栄養ドリンクなどの飲み物に多く含まれます。

果糖ブドウ糖液糖は食べ物に比べて消化吸収が早く、一気に吸収されます。そして急激に血糖値が上昇する、いわゆる血糖値スパイクを引き起こします。

一方、無糖コーラでは、血糖値の上昇はまったく起こりませんでした。

無糖コーラの炭水化物量はゼロ。その甘みは、人工甘味料によってつけられています。このコーラでは、**スクラロース、アセスルファムK（カリウム）といった人工甘味料が使われています。**

コーラばかり飲んでいる糖尿病の患者さんには、コーラはやめてくださいと提案します。ただ、甘い炭酸飲料を飲むことが習慣化してしまっている場合、なかなかパッとやめられないことがあります。

そんなとき、私は「無糖コーラでしたらいいですよ」と提案することがあります。**コーラへの依存を断つ過程で、いったん無糖コーラに切り替えていただく**のです。もちろん、切り替えた無糖コーラのほうも、だんだんと飲む頻度を減らしていって、最終的には一切取らなくなることを目指します。

みなさんの中には、「人工甘味料を継続して摂取していると、身体に悪いのでは？」と心配されるかたもいらっしゃるでしょう。その問題については、次項でもう一度検討します。

ともあれ、甘い炭酸飲料がやめられないかたがその依存を断つプロセスで、人工甘味料を活用することは「あり」ではないかと個人的には考えています。

結論

- コーラは血糖値スパイクを引き起こしてしまうおそれがある
- コーラをやめる過程で、無糖コーラに頼るのは「あり」

コーヒーにはどちらを入れますか?

砂糖 VS. 人工甘味料

砂糖、人工甘味料をコーヒーにそれぞれ入れて飲んだときの血糖値グラフ

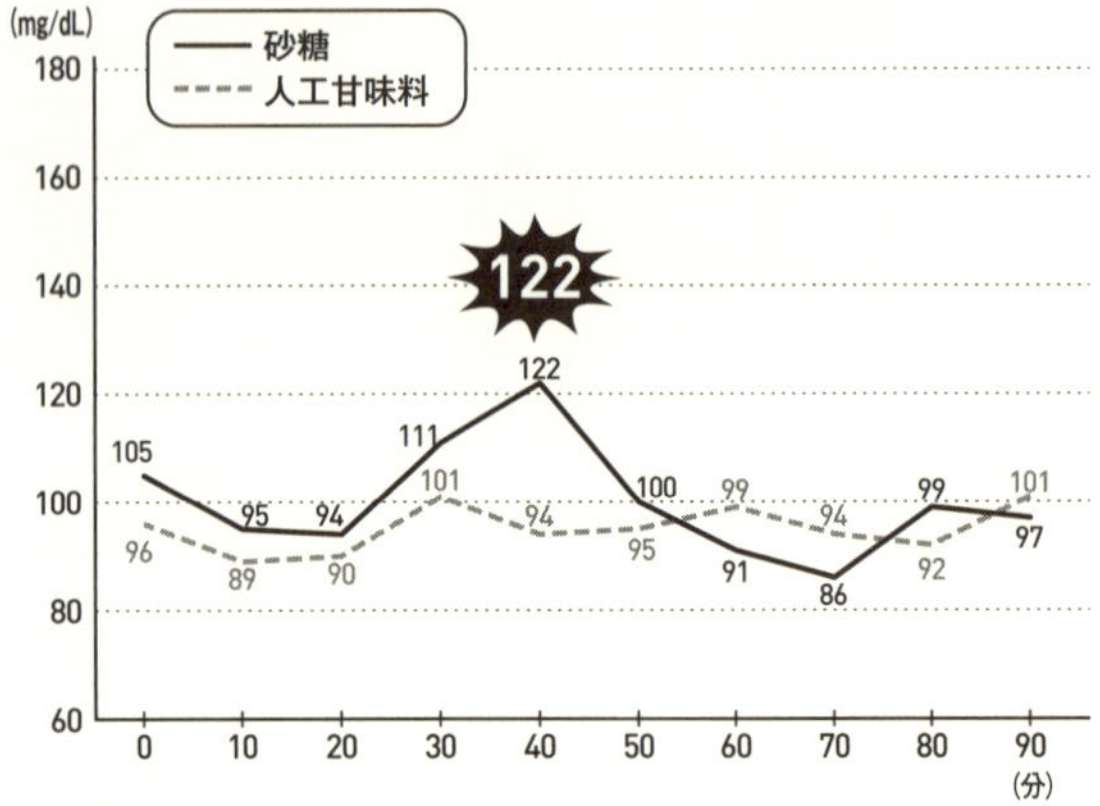

スティックシュガー1本(3g)
エネルギー 12kcal
ショ糖3g

人工甘味料(カロリーゼロ)1本(1.8g)
エネルギー 0kcal
炭水化物1.8g

	コーヒー＋人工甘味料	コーヒー＋砂糖
初期値	96 mg/dL	105 mg/dL
最大値	101mg/dL だが、ピークなし、横ばい	(40分後) 122 mg/dL
上昇幅		17 mg/dL

コーヒーに砂糖を入れるとしたら、あなたは普通の砂糖か、人工甘味料か、どちらを選びますか。

グラニュー糖のスティックシュガー1本（3g）と、人工甘味料1本（1・8g）をコーヒーに入れて飲み、それぞれの血糖値の変動を検証してみました。

なお、使った人工甘味料には、エリスリトール、アステルパーム・L・フェニルアラニン化合物、アセスルファムK（カリウム）などが含まれています。

まずは、スティックシュガーです。

初期値が105mg／dL。その後血糖値はゆっくりと上がって、40分後にピーク。ピークの値は**122mg／dL**でした。その**上昇幅は17mg／dL**となります。

続いて、人工甘味料。

初期値が96mg／dL。その後は、**ほとんど上下動もなく、横ばいのままで推移**しました。

スティックシュガーは、わずか3gにも関わらず、上昇幅で20mg／dL程度の血糖値の上昇が引き起こされました。これは、微糖のコーヒーを飲んだときと同じくらいの変動です。

3gの砂糖を入れて飲んでみると、ほんのり甘い印象でした。

甘い飲み物が好きな人の場合、もっと砂糖を入れてしまうかたがいらっしゃるかもしれません。

3gでもこれだけ血糖値が上がっているわけですから、スティックシュガーを何本も入れたら、かなりの血糖値上昇が引き起こされてしまうでしょう。

それは、ぜひとも回避したですね。

一方、人工甘味料については、血糖値の上昇はまったく引き起こされませんでした。ずっと横ばいです。

人工甘味料を継続的に使っていれば、血糖値の心配はいらないかもしれませんが、近年、「人工甘味料は継続的に摂取しても大丈夫なの?」と懸念する声が目立つようになっています。

以前は、私自身も、「人工甘味料は、そこまでひどい健康被害が出るものではないのではないか」と考えていました。

ただ近年、イスラエルの研究グループが新たな※論文を発表し、少し風向きが変わりつつあります。**人工甘味料を継続使用していると、腸内細菌叢（腸内フローラ）を変化させてしまう**というのです。腸内環境が悪化すれば、それは、血糖値にも響いてくる可能性があります。そして、長い目でみると、糖尿病になりやすくなるおそれがあるとされています。

血糖値が気になるかたや糖尿病を現在患っているかたは、スティックシュガーも、人工甘味料も使わないのが、やっぱり、いちばんいいという結論になるでしょう。甘いコーヒーがお好きだったかたも、健康のため、少しずつ好みを変えていきましょう。

結論

・スティックシュガー1本で、およそ20mg／dLの血糖値上昇が引き起こされた

・人工甘味料を使い続けると、長い目でみると、糖尿病になりやすくなるおそれあり。血糖値が気になるなら、コーヒーはブラックで

※「Artificial sweeteners induce glucose intolerance by altering the gut microbiota Jotham Suez,Nature volume 514, pages181–186 (2014)Cite this article」より

チョコレート：ミルクVS.カカオ72%VS.カカオ95%

カカオの量でどれだけ血糖値に変化があるのか？

ミルク、カカオ72%、カカオ95%の
チョコレートを食べたときの血糖値グラフ

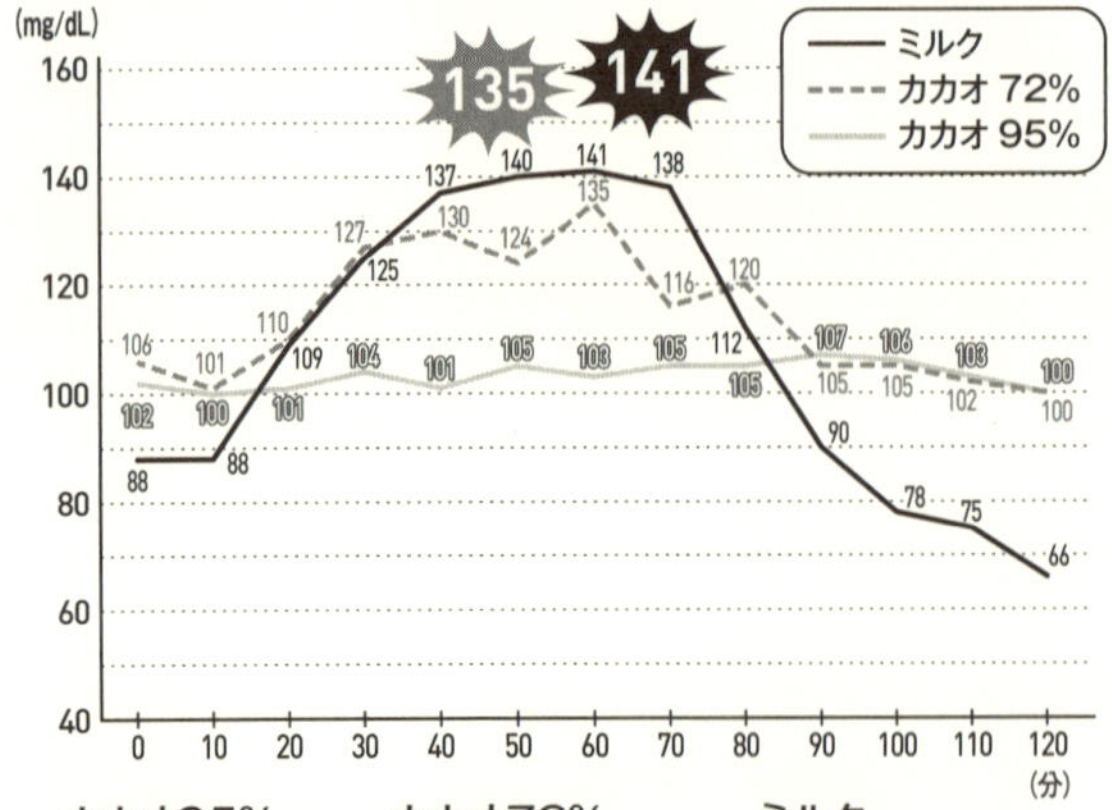

	カカオ95%	カカオ72%	ミルク
初期値	102 mg/dL	106 mg/dL	88 mg/dL
	↓	↓60分後	↓60分後
最大値	107mg/dL だが、ピークなし、横ばい	135 mg/dL	141 mg/dL
上昇幅		29 mg/dL	53 mg/dL

カカオ95%（50g）
エネルギー 310kcal
炭水化物 1.4g（糖質0.6g）

カカオ72%（50g）
エネルギー 281kcal
炭水化物 22.3g（糖質16.3g）

ミルク（50g）
エネルギー 279kcal
炭水化物 27.7g（糖質25.9g）

チョコレートのカカオ濃度の違いによって、食後血糖値が上がるか、それとも上がらないのか、検証してみました。

みなさん、興味をひかれたのでしょうね、私のYouTubeでは最も検索された人気動画でした。

方法は次のようなものになります。

ミルク、カカオ72％、カカオ95％のチョコレート約50g（板チョコ1枚分）をそれぞれ食べ、血糖値の変動を記録しました。

まずは、ミルクチョコレートです。

初期値は88mg／dL。血糖値は、血糖値スパイクとはギリギリいえないくらいのゆっくり加減で上昇し、60分後にピークに到達しました。**141mg／dL**まで上がり、**上昇幅は53mg／dL**です。

次に、カカオ72％。

初期値は106mg／dL。ミルクチョコレートよりもさらにゆっくりと上がり、60分後にピークがきて、**135mg／dL**まで上がり、**上昇幅は29mg／dL**でした。

最後が、カカオ95％。

初期値が102mg／dL。食べても、ほとんどまったく変動がなく、グラフは検証の終了時点まで**横ばいのまま**にとどまりました。

結果としては、予想通りというべきでしょうか。

そもそものハイカカオチョコレートの正式な定義は決まってはいないようですが、一般的には、カカオの含有率が70％以上のチョコが、ハイカカオチョコレートとされるようです。通常のチョコレートのカカオ含有率は30〜50％で、それ以外は砂糖やミルク（つまり、炭水化物や脂質）などが配合されています。

今回のミルクチョコは、**50g当たりの炭水化物量が27・7g（うち糖質が25・9g）**ありますから、かなりの含有量。**この量を反映して、ある程度の血糖値上昇が起こっている**と考えられます。なお、その上昇の度合いがややゆっくりになっているのは、含まれる脂質の影響と考えられます。

普通の食事1回分くらいの血糖値上昇になりますから、**血糖値が気になっているかたには、あまりおすすめできない**ということになるでしょう。

カカオ濃度が増すにつれて、含有される炭水化物量も減っていきます。
カカオ72％の炭水化物量が22・3g（糖質16・3g）、カカオ95％が1・4g（糖質0・6g）。さすがに**カカオ95％は、ほとんど糖質がないだけに、まったく血糖値が上がっていません。**

これだけ血糖値が上がらないとなると、間食（おやつ）として食べるなら、ハイカカオということになりますね。食事の15分ほど前に食べて、ほかの食事の血糖値上昇を抑制する**チョコファーストという利用法も可能**ですね。

ハイカカオチョコレートには、便通改善や美容効果などの効果もあるとされ、カカオポリフェノールの活性酸素除去効果に期待して食べるという人もいらっしゃるかもしれません。ただ、カカオ95％はかなり苦いです（苦笑）。

結論

- **ミルクチョコでは食事1回分くらいの血糖値上昇あり**
- **カカオ濃度に比例して、血糖値の上昇は抑制。チョコファーストも可能**

どら焼き vs. 低糖質どら焼き

和菓子がヘルシーと信じていませんか？

どら焼き、低糖質どら焼きを食べたときの血糖値グラフ

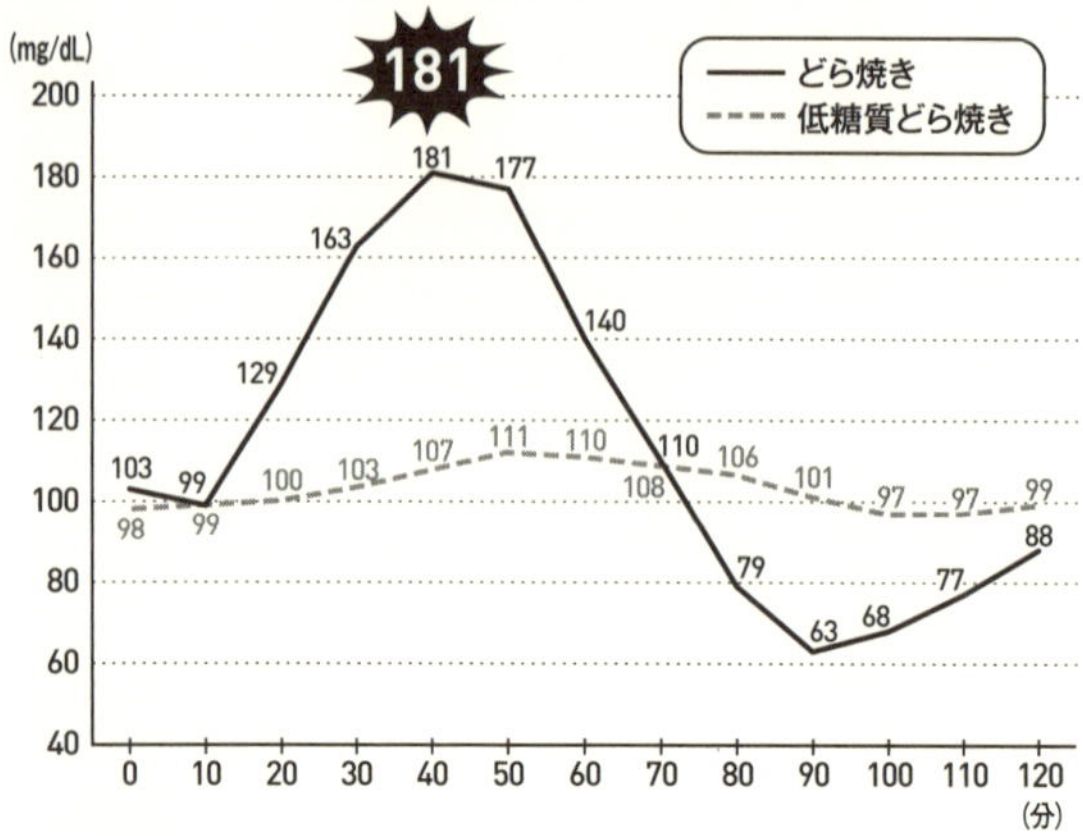

どら焼き
1個当たり

エネルギー
189kcal

炭水化物
36.7g

低糖質どら焼き
1個当たり

エネルギー
106kcal

炭水化物
22.9g
（糖質5.3g）
（人工甘味料7.4g）

	低糖質どら焼き	どら焼き
初期値	98 mg/dL	103 mg/dL
	↓	↓ 40分後
最大値	111mg/dL だが、ピークなし、横ばい	181 mg/dL
上昇幅		78 mg/dL

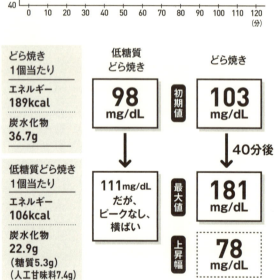

和菓子というと、ヘルシーなイメージをお持ちのかたが多いのではないでしょうか。たしかに洋菓子に比べると、脂肪分が少なくカロリーも低めでヘルシーではあるのですが、血糖値という観点から見ると、まったく別の側面が見えてくるのです。どら焼きと低糖質どら焼きを食べ、血糖値の変動を調べました。

まずは、どら焼きです。

初期値が103mg/dLで、急激に血糖値が上昇し始めます。40分後にピークとなり、数値は**181mg/dL**。**上昇幅は78mg/dL**にもなりました。

次に、低糖質どら焼き。

初期値が98mg/dLで、**ずっと横ばい、ほぼ変動がありませんでした。**

どら焼きだけに限りませんが、和菓子に使われる原材料は、炭水化物（＝糖質）が主体。**とくにあんこに含まれる砂糖は、単糖類（糖質の基本単位の1つ）が多く含まれ、吸収が早いので、血糖値の急激な上昇を招きます。**このどら焼きにも、36・7gの炭水化物が含まれており、それが急激な血糖値の上昇（血糖値スパイク）を引き起こしたと考えられます。血糖値スパイクを何度もくりかえすことは、血管やすい臓の負担となってしまいます。それだけではありません。

どら焼きのグラフの90分のところを見てください。血糖値が63㎎／dLまで低下していいます。血糖値スパイクが起こり、血糖値が急上昇すると、その後、上がった血糖値が急激に下がってしまうことがあります。これが**「反応性低血糖」**です。

糖質の多い食事を食べすぎると、インスリンがどんどん分泌され、インスリンが出すぎてしまうのです。本来下げ止まるべき値を超えて、さらに血糖値が下がります。**血糖値が70㎎／dL未満になると、すごくおなかが空くなど、さまざまな症状が起こってきます。**人によっては、**動悸、冷や汗、頭痛、めまい、震え、イライラ等々の「低血糖症状」が起こってしまう**のです。

仮に70㎎／dLを切らなくとも、血糖値の急降下が起こると、低血糖症状に近い不快症状がいろいろ起こります。中でも、**最も典型的なのは小腹が空くこと。**それでまた食べてしまったりすれば、再び血糖値が急上昇。次に急降下が起こると、またおなかが空く……こうして間食がやめられなくなる人が出てきます。

昼に丼物やパスタを食べると、2時間後くらいに小腹が空いてきます。そこでおやつを食べると、血糖値スパイクをくりかえす悪循環にはまっていきかねません。この悪循環を断つには、血糖値スパイクが起こらないよう、ストップをかける必要があります。まずは糖質量が多すぎる丼物やパスタの量を半分に減らすこと。おやつのどら焼きも半分でガマンか、低糖質どら焼きを選ぶようにしましょう。

なお、ショートケーキ（1ホール）の検証も行っていますが、ケーキの炭水化物量が108・9gもあったにも関わらず、**ピーク値は145mg／dL。上昇幅も35mg／dL**にとどまりました。ケーキに含まれる脂質の影響で、血糖値の急上昇が抑えられたと考えられます。洋菓子より和菓子のほうがヘルシーと思われがちですが、血糖値という観点からすると、**どら焼き（和菓子）のほうが、ショートケーキ（洋菓子）よりはるかに血糖値を上げてしまう**結果となったのです。

結論

- 実は、どら焼きをはじめとして和菓子は血糖値を上げやすい
- 反応性低血糖が起こっていると感じたら、食事の糖質量を減らすことが必須

揚げせんべい vs.ビスケット

血糖値が気になる人にはどちらがおすすめ？

揚げせんべい、ビスケットを
食べたときの血糖値グラフ

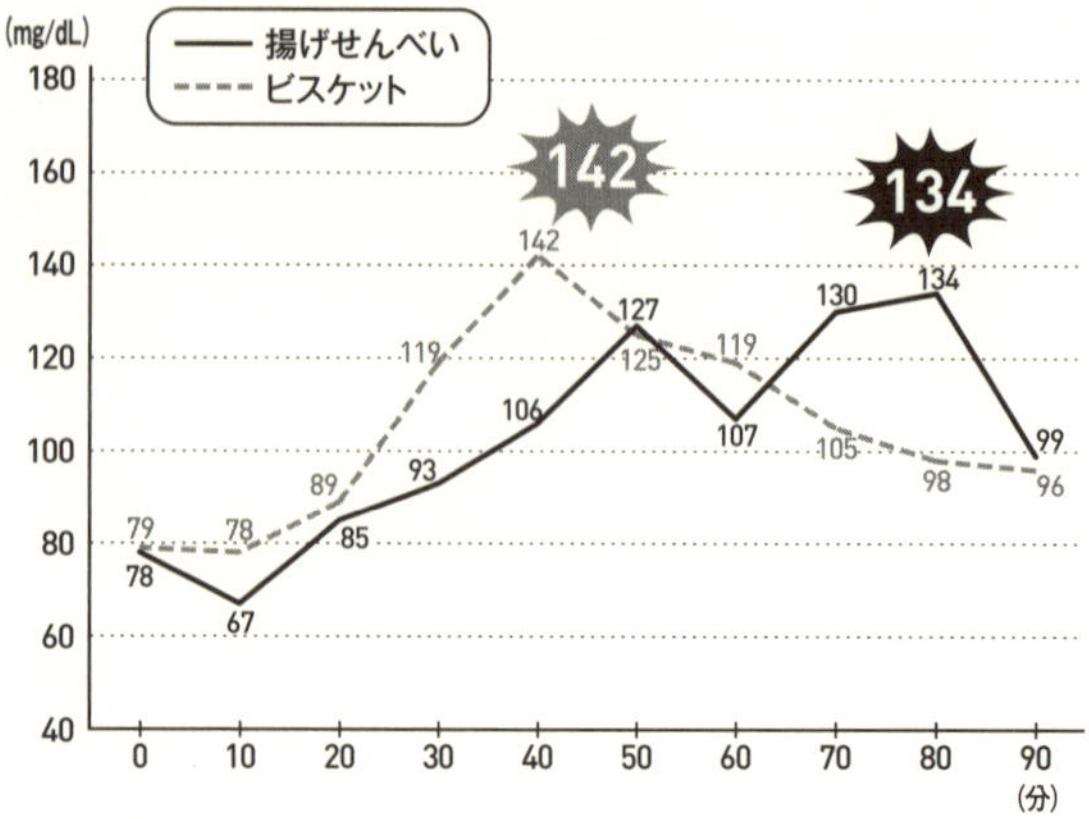

揚げせんべい 3枚当たり
エネルギー 183kcal
炭水化物 20.7g

ビスケット 3枚当たり
エネルギー 63kcal
炭水化物 12.6g

	ビスケット		揚げせんべい
初期値	79 mg/dL		78 mg/dL
	↓ 40分後		↓ 80分後
最大値	142 mg/dL		134 mg/dL
上昇幅	63 mg/dL		56 mg/dL

サクサク系の和菓子の揚げせんべいと、同じくサクサク系の洋菓子のビスケット、この2つの検証を行ってみました。揚げせんべい3枚と、ビスケット3枚を食べて、それぞれの血糖値の変動を追いかけました。

まずは、揚げせんべいです。

初期値は78mg/dL。血糖値はわりとゆるやかに上昇し、いったん50分時点で127mg/dLまで上昇し、ピークかな？　と思えましたが、すぐ再上昇しました。結局、ようやく80分後で最も高くなり、**ピーク値が134mg/dL**となりました。

上昇幅は56mg/dLでした。

次に、ビスケット。

初期値は79mg/dL。食べると急上昇し、40分後にピーク。**142mg/dL**を記録しました。**上昇幅は63mg/dL**です。

揚げせんべいの炭水化物量が20・7g、ビスケットが12・6gです。

ビスケットは、揚げせんべいよりも炭水化物の含有量がかなり少なめであるにもかかわらず、血糖値は鋭く急上昇し、かつ、ピーク値も揚げせんべいより高くなっています。

ビスケットに脂質が少ないため、炭水化物の消化・吸収がすみやかに進み、それが血糖値の急上昇につながったと考えられます。

揚げせんべいは、多めの炭水化物にもかかわらず、ゆるやかに血糖値が上昇しました。**脂質が多いと、消化・吸収がゆっくりとなり、ピークもある程度抑えられる**傾向があります。揚げせんべいも脂質がかなり多めに含まれているため、その影響が如実に現れたのでしょう。

これは、脂質と一緒に炭水化物をとることのメリットといえるでしょう。ただ、その一方で、脂質の影響で変動がゆっくりとなり、この揚げせんべいのケースのように、血糖値が高めの状態がかなり長く続くことになります。それはやはり、すい臓の負担となります。つまり、これは脂質が多めで、炭水化物も多い食材のデメリットともいえるのです。

いずれにしても、摂取する炭水化物量が多くなると、それがすい臓や血管の負担になることは間違いありません。揚げせんべいのグラフを見ていただければすぐわかりますが、血糖値の変動のグラフに2つの山ができています。これが、いわゆる**「二峰性の変動」で、摂取した炭水化物量が多いことを示しています。**

しかも、今回の場合、揚げせんべいをわずか3枚しか食べていない！（苦笑）

3枚でこれだけ血糖値の高い状態が続いてしまうわけですから、もっと食べたら、さらに血糖値が上昇しそうですね。そもそも揚げせんべいを食べ始めたら、3枚であっさりやめられる人のほうが少ないでしょう。

お菓子を買うときに、ぜひ商品の裏などに記載されている内容表示をチェックしてみましょう。炭水化物（＝糖質）がどれくらい含まれているか、脂質はどれくらい入っているか、お菓子を選ぶとき、参考にしながら選ぶのも楽しいですよ。

結論

・脂質が多いと、血糖値の上昇は揚げせんべいのようにゆっくりに。脂質の少ないビスケットは血糖値が急上昇してしまった。いずれにしても、炭水化物の食べすぎは厳禁

低糖質アイスvs.アイスクリーム

最近増えている低糖質アイスは本当に血糖値を上げないの？

低糖質アイス、アイスクリームを
食べたときの血糖値グラフ

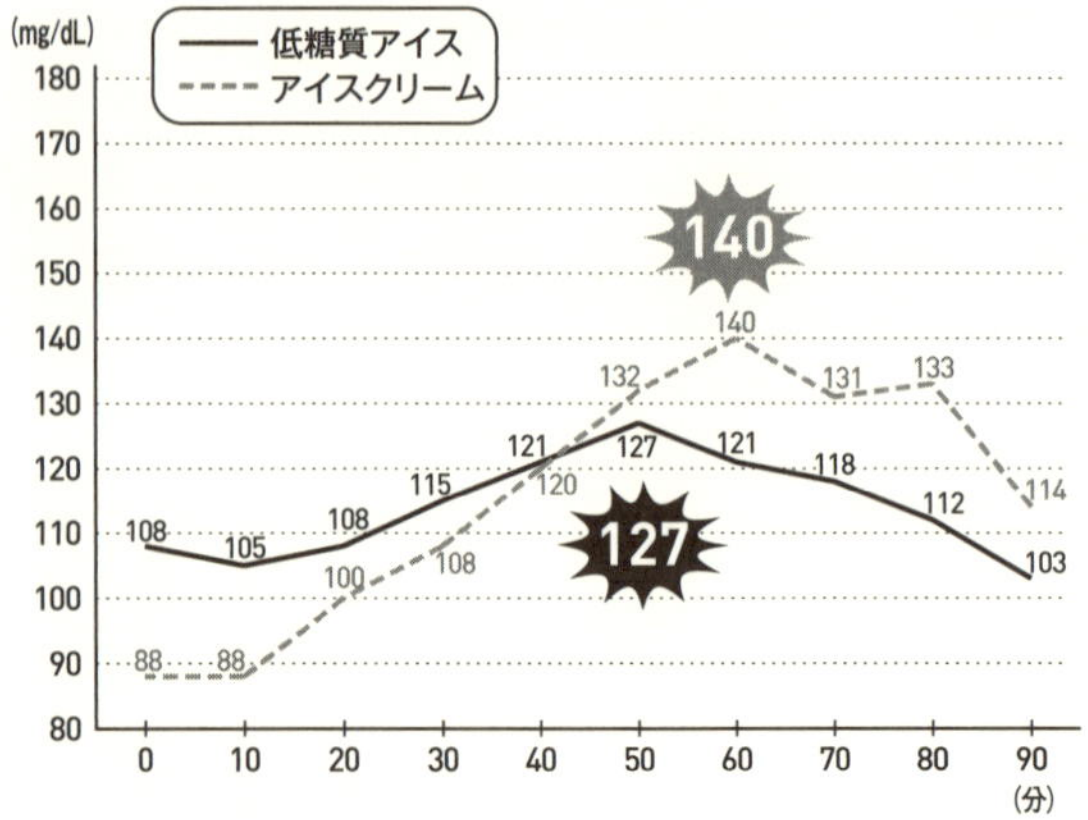

低糖質アイス
1個（120ml）

エネルギー
80kcal

炭水化物
13.4g
（糖質5.8g）
（食物繊維7.6g）

アイスクリーム
1個（110ml）

エネルギー
244kcal

炭水化物
19.9g

	アイスクリーム	低糖質アイス
初期値	88 mg/dL	108 mg/dL
	↓ 60分後	↓ 50分後
最大値	140 mg/dL	127 mg/dL
上昇幅	52 mg/dL	19 mg/dL

テーマはアイスクリーム。通常のアイスクリームと低糖質アイスを食べ、それぞれの血糖値の上昇を検証しました。みなさんは、どんなふうに予想しますか？

アイスクリーム1個（110ml）と、低糖質アイス1個（120ml）を食べました。

まず、低糖質アイスです。

初期値は108mg／dL。血糖値はゆっくりゆるやかに上昇し、50分後にピーク。その値は**127mg／dL**でした。**上昇幅は19mg／dL**です。

次に、アイスクリーム。

初期値は88mg／dL。こちらも、ゆっくりと着実に上がって、60分後にピークに到達しました。最高値は**140mg／dL**を記録し、**上昇幅は52mg／dL**となりました。

低糖質アイスに含まれる炭水化物は13・4g（うち糖質5・8g）です。

両者の上昇幅を比べると、明らかに低糖質アイスのほうが上がり幅が小さくなっています。低糖質の名称通り、血糖値の上昇がある程度抑えられているといってよいでしょう。

また、アイスクリームのほうは、炭水化物量が19・9g。多めに含まれているにもかかわらず、血糖値の上昇はゆっくりになっています。

今回食べたのは、バニラアイスクリームで、乳脂肪分がたっぷり。その影響で血糖値の上昇がゆっくりになったと考えられます。

しかし、それでも結局は**上昇幅が50mg／dL超えました。これは、普通の食事くらいの血糖値上昇**となってしまっています。

夜、お風呂上がりにアイスクリームを食べる習慣のあるかたもいらっしゃるでしょう。夜食のアイスクリームは、たしかにおいしいですよね。

しかしそれが、乳脂肪たっぷりのアイスクリームであった場合、今回のように50mg／dLくらいの血糖値上昇を引き起こします。

とくに夜は、その後、寝るだけで身体を動かしたりしません。つまり、エネルギーとして消費されませんから、**夜食としてとったアイスクリームは、夜中に1食食べたのと同じ。その余ったエネルギーは脂肪として蓄積されてしまう**のです。

「毎晩、寝る前にアイスクリームを食べているあなた、それは1日4食食べているのと同じですよ」と注意喚起したいですね。

スイーツ全般にいえることですが、間食として、アイスやスイーツを食べると、改めてインスリンが分泌されることになり、血糖値の急上昇・急降下が起こります。1日3食に加えて、さらに間食分でもう1回、すい臓が働かされることになります。それくらいなら、**アイスやスイーツは食後のデザートとして食べることがおすすめ**です。

食後なら、すでにインスリンがある程度分泌されているので、アイスを食べても、血糖値が横ばいの時間が長くなる程度で、すい臓に対する負担が少なくなります。また、アイスの血糖値上昇はおにぎり1個分に相当するので、デザートで食べる場合も、主食のごはんを半分にするとか、工夫が必要となります。

結論

・低糖質アイスは、たしかに血糖値の上昇を抑えてくれる

・肥満になりたくなければ、夜食のアイスは厳禁。主食を減らしデザートとして食べよう

ポップコーンvs.ホットドッグ

映画館ではどちらを食べますか？

ポップコーン、ホットドッグを
食べたときの血糖値グラフ

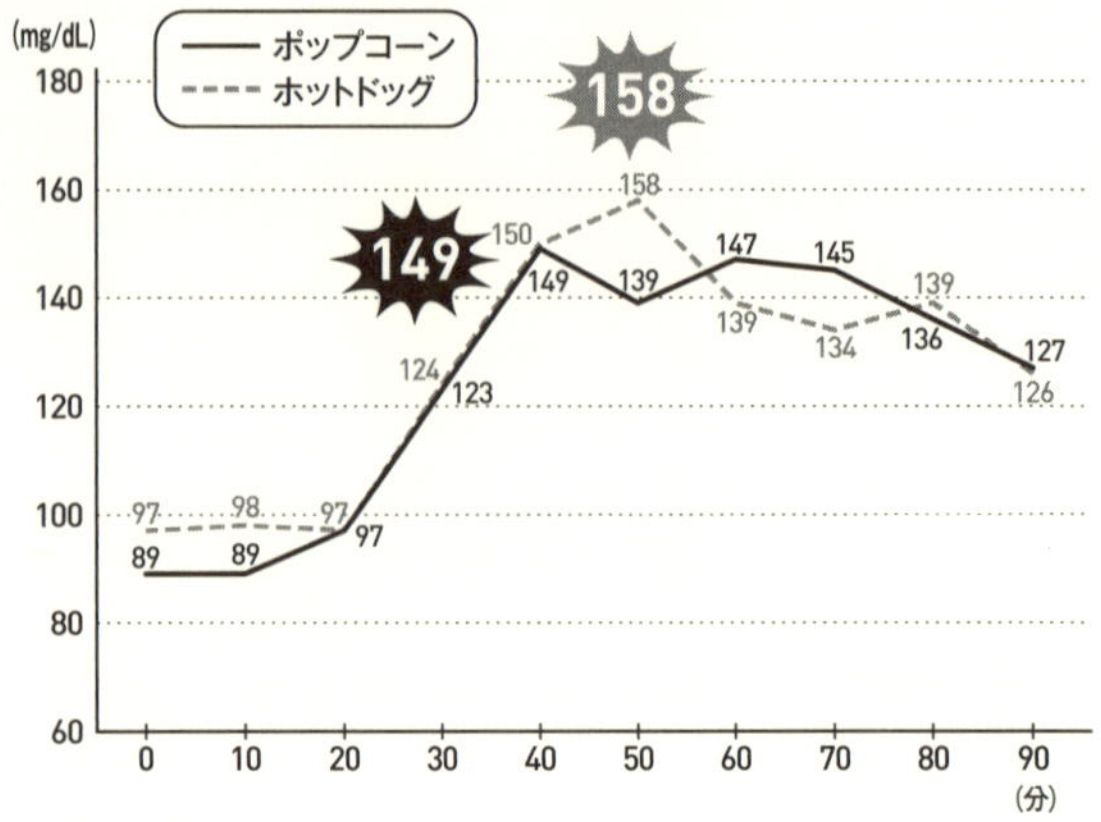

ポップコーン
1袋（60g）

エネルギー
302kcal

炭水化物
35.8g
（糖質30.0g）
（食物繊維5.8g）

ホットドッグ
1個

エネルギー
307kcal

炭水化物
36.0g

	ホットドッグ	ポップコーン
初期値	97 mg/dL	89 mg/dL
	↓ 50分後	↓ 40分後
最大値	158 mg/dL	149 mg/dL
上昇幅	61 mg/dL	60 mg/dL

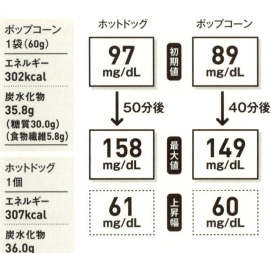

映画館で映画を見ながら、みなさんは何をお食べになりますか。

「何も食べず映画に集中」派のかたもいらっしゃるかもしれませんが、映画の友の代表、ポップコーンとホットドッグで血糖値の上昇を検証してみました。

ポップコーンは1袋（60g）、ホットドッグは1個を食べました。

まずは、ポップコーンです。

初期値は89mg／dL。血糖値はゆっくりと上昇し、40分後にピーク、**149mg／dL**を記録しました。**上昇幅は60mg／dL**です。

次に、ホットドッグです。

初期値は97mg／dL。20分後からグッと上昇し、50分後にピークに到達。ピーク値が**158mg／dL**。**上昇幅は61mg／dL**となりました。

ポップコーンも、ホットドッグもほとんど同じくらいの上昇幅になりました。

ポップコーンの炭水化物含有量が35・8g（糖質30・0g）、ホットドッグが36・0gですから、まさにその含まれている炭水化物量に応じて、血糖値も上がったことになります。

検証のため一気に食べてしまいましたが、ポップコーンの場合、通常なら、そこまで急いで食べないものでしょう。ときどきつまみながらゆっくり食べれば、血糖値の上昇度合いもゆっくりとなり、ピークも下がりそうです。

ホットドッグは一気に食べるのが通常なので、映画館でも同じような反応が起こりそうですね。なお、80分の時点で、グラフが少し再上昇しています。これは、おそらく「二峰性の変動」といわれる反応で、摂取した炭水化物量が多すぎることを示しています。

映画館で食べるなら、ポップコーンがおすすめになるでしょう。一緒に見ている人がいるなら、シェアして食べれば、その分、血糖値の上昇も抑えられますね。

結論

- ポップコーンも、ホットドッグも、同じくらい血糖値を上げてしまう
- 映画館なら、やっぱりポップコーンがおすすめ。できればシェアして楽しく食べよう！

4章

巷でヘルシーといわれている食品って、本当に血糖値に効果があるの？

玄米 白米よりも本当にヘルシーなの？

**玄米、白米を
食べたときの血糖値グラフ**

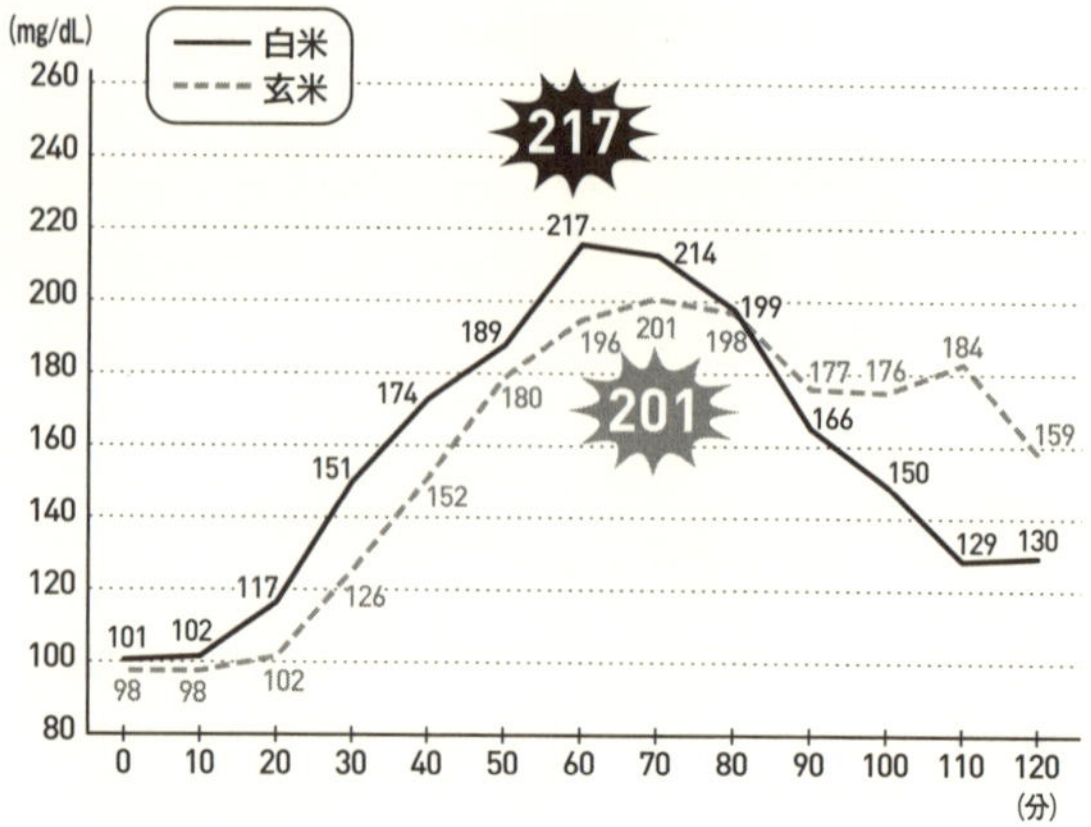

白米1杯
（150g）当たり
エネルギー
234kcal
炭水化物
55.7g

玄米1杯
（150g）当たり
エネルギー
228kcal
炭水化物
53.4g

	玄米		白米
初期値	98 mg/dL		101 mg/dL
	↓70分後		↓60分後
最大値	201 mg/dL		217 mg/dL
上昇幅	103 mg/dL		116 mg/dL

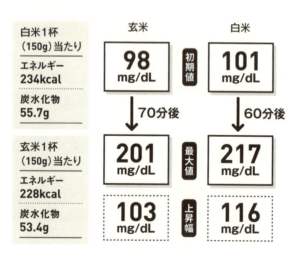

玄米は、白米よりもヘルシーだといわれており、白米にない栄養成分が多く含まれています。というのも、**玄米は、もみからもみ殻のみを取り除き、米ぬかや胚芽を残したもの**。白米に比べると、ビタミンB群や、マグネシウム、カルシウム、食物繊維などが豊富なうえ、それらの有効成分による健康効果も期待されるところがあるからでしょう。また、玄米には食物繊維が多いことから、血糖値の上昇抑制効果があるとされています。

今回は、玄米と白米とで、その血糖値上昇の程度を比べる検証を行ってみました。ごはん1杯（150g）を食べ、血糖値の変動を追いかけたものです。

まずは、白米です。

初期値が101mg/dL。食後、血糖値は順調に上昇し、60分でピーク。**217mg/dL**まで上昇しました。**上昇幅は116mg/dL**です。

次に、玄米です。**初期値は98mg/dL**で、血糖値はゆったりと上がり、70分でピーク。**201mg/dL**まで上がりました。**上昇幅は103mg/dL**となっています。

白米に比べると、玄米は**ややピークが抑えられていて、血糖値の上昇の仕方も**

多少ゆるやかになっているといってもいいもしれません。しかし、**白米に負けないくらい、玄米も血糖値が上昇してしまう**ことも事実なのです。

ヘルシーといわれる玄米ですが、少なくとも**血糖値の上昇抑制という点では、あまり玄米には期待してはいけない**と思います。

患者さんからも、「白米を玄米に変えました」とか、「雑穀米を白米に混ぜています」といったお話をよく聞くのですが、炊いた玄米でもこうした結果なので、雑穀米をちょっと混ぜた程度では、血糖値に関してはほぼ変わらないのですね。

モニタリング機器をつけてもらって、血糖値を継続的に確認できるようになると、患者さんもわかってきます。「玄米にしてもほとんど変わりませんでした」と。

ただ玄米には、白米では摂取できない栄養素も多いので、それらの有効成分をとるために主食に玄米を選択することは、もちろん「あり」だと思います。

なお、レトルトの白米（１８０ｇ）と玄米（１６０ｇ）を食べ、それぞれの血糖値の変動を追跡すると、また違った発見がありました。

白米の初期値が１０１mg／dL、ピーク値２４３mg／dL（90分）、上昇幅１４２

mg／dL。

玄米の初期値が119mg／dL、ピーク値270mg／dL（80分）、上昇幅152mg／dL。

パックごはんになると、さらに激しく血糖値が上昇した結果となりました。

パックごはんは口当たりも消化もよく、噛んでいると甘みが出てくるような加工がされています。その**加工の影響で吸収が早くなり、血糖値が急上昇しやすい**のです。パックごはん（しかも、玄米のほうがピーク値も上昇幅も高かった）の場合、よく配慮して食べないといけないことがわかってきます。

玄米だから安心ということでは決してないので、摂取量を減らしたり、おかずから先に食べたり等々、そのへんをしっかり意識して食べましょう。

結論

- 玄米の血糖値の上昇の抑制効果は、ほぼ期待できないと考えたほうがよさそう
- パックごはんの白米や玄米は、激しく血糖値を上げてしまうおそれあり

全粒粉パン

「健康的」と思われている全粒粉は血糖値も上がりにくいのか？

食パン、全粒粉パンを食べたときの血糖値グラフ

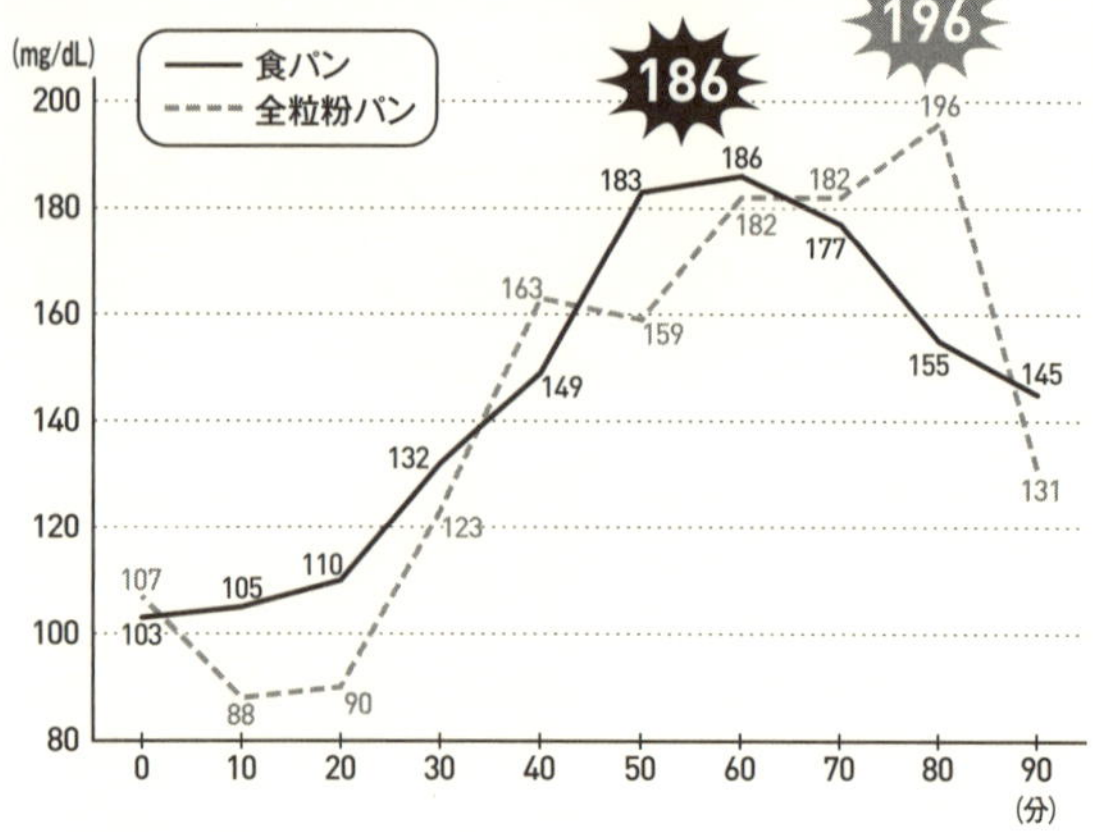

食パン1枚（60g）当たり
エネルギー 168kcal
炭水化物 29.0g

全粒粉パン1枚（60g）当たり
エネルギー 200kcal
炭水化物 34.4g

	全粒粉パン	食パン
初期値	107 mg/dL	103 mg/dL
	↓ 80分後	↓ 60分後
最大値	196 mg/dL	186 mg/dL
上昇幅	89 mg/dL	83 mg/dL

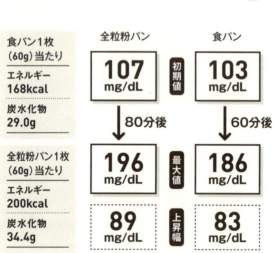

全粒粉パンは健康によいとされ、健康志向の強いかたたちに好んで食べられているパンです。

小麦は、胚乳、表皮、胚芽の3つの部分からなりますが、通常の小麦粉には表皮や胚芽は含まれていません。

全粒粉にはその3つが含まれるため、**全粒粉をとると、表皮に多く含まれる食物繊維や、胚芽に含まれるビタミン、ミネラルなどを摂取できる**のですね。

一方、精製された白い小麦粉に含まれる胚乳の栄養素は、炭水化物が大半。食パンを食べると、血糖値を急上昇させてしまうのが、この炭水化物です。

食物繊維が多い全粒粉パンは、食物繊維の影響で食パンより血糖値を引き上げにくいといわれています。

食パンと全粒粉パンを食べ、血糖値の上昇の度合いを検証してみました。

まず、食パン。6枚切りの1枚（60g）を食べます。

初期値は103mg／dL。血糖値は順調に急上昇し、60分後にピークに到達。**186mg／dL**まで上昇しました。その**上昇幅は83mg／dL**です。

これは、食パンの典型的な変動といってよいでしょう。

次に、全粒粉パン。同じく6枚切りの1枚（60g）を食べました。**初期値が107mg／dL**。血糖値はいったん下がったものの、その後20分辺りからグッと上がり始め、70分辺りで**182mg／dL**まで到達しました。

ここがピークかな？　と思ったら、さらにひと上がり。80分かけて、ようやくピークに到達しました。**その数値は196mg／dL**まで上がっています。**上昇幅も89mg／dL**を記録しました。

たしかに全粒粉パンの場合、**食物繊維が多い影響で、血糖値の上昇が多少はゆるやかになっている面があるかもしれませんが、だからといって血糖値が上がらないわけではない**ということなのですね。

食パンに含まれる炭水化物量が29・0g、全粒粉パンの炭水化物量が34・4g。血糖値の上昇の度合いは、この量を反映していることがわかります。

結局は、食パンも、全粒粉パンも、かなりの血糖値上昇が起こりました。全粒粉パンの上昇幅は90mg／dL近くになっています。

つまり、**食パンと同様、全粒粉パンにおいても、血糖値のかなりの上昇が引き起こされる。**このことは、ぜひ多くのかたに知っておいていただきたいと思います。

もちろん、全粒粉パンには食パンではとれない栄養成分がいろいろ含まれていますから、そうした有効成分を摂取するため、全粒粉パンを食べることはすすめられるといってよいでしょう。

しかし、全粒粉パンだからといって、たくさん食べてOKということはありません。食べ放題にしていると、血糖値スパイクが引き起こされたり、血管やすい臓への負担が増えてくることも懸念されます。

血糖値が気になるかたは、摂取量を減らす必要があります。いままで6枚切りを食べていたかたなら、8枚切りに変え、枚数も減らすとかですね。

結論

- 全粒粉パンも、食パンと同じくらい食後血糖値が上がる結果となった
- 栄養的に優秀な全粒粉のパンだからと、たくさん食べてOKではない！

オートミール

健康によいと評判のオートミールだが……血糖値との意外な関係が判明！

オートミールを
食べたときの血糖値グラフ

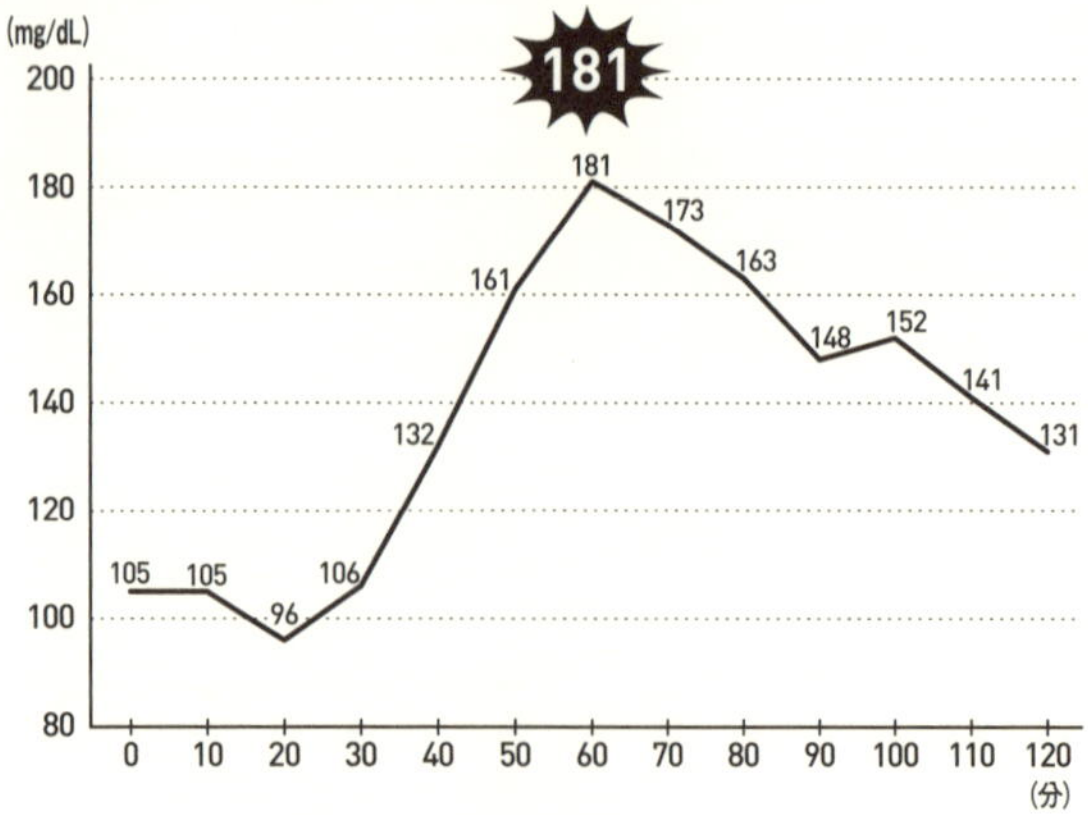

オートミール

初期値 **105** mg/dL

↓ 60分後

最大値 **181** mg/dL

上昇幅 **76** mg/dL

1食(30g)当たり
エネルギー 111kcal
炭水化物 20.5g (糖質17.2g) (食物繊維3.3g)

ヘルシーな食品とされるオートミールも、検証ではグイグイと血糖値を上げてしまいました。含有される糖質量が多く、それが大きく影響していると考えられます。100分のところにも小さな山が見られますが、これが二峰性の変動。食べた糖質量の多さを示すサインです。

オートミールは、近年、その健康効果が話題にもなり、食べる人がとても増えている印象があります。

そもそも**オートミールは、「オーツ麦（えん麦）」を食べやすく加工したシリアル。分類としては、米や小麦などと同じ主食（穀類）**に入ります。

オートミールの特徴としては、食物繊維や鉄、カルシウムなどのミネラルが豊富で、白米と比べると、より多くの栄養素がとれるとされています。

また、オートミールはGI値が低めで、血糖値の上昇を抑えてくれるというのですが、どうでしょうか。

さっそく検証してみました。

オートミール30gを食べました。

初期値は105mg/dL。

食べると、少し下がったのち、グイグイと急上昇しました。

ピークは60分後、**181mg/dL**を記録しています。

上昇幅は76mg/dLです。

グラフを見てもわかるように、しっかりと血糖値が上がる結果となりました。**食パンと同じくらいの急上昇、同じくらいの上昇幅**となっています。

オートミールはＧＩ値が低いため、血糖値が上がりにくいとされていますが、本書で何度かお話ししてきた通り、**ある食材の血糖値の上昇の度合いを決定づけるのは、そこに含まれる炭水化物（＝糖質）の量**です。

今回のオートミールも、20・58ｇの炭水化物を含んでいます。そのうち、糖質が17・28ｇ。

食物繊維も3・3ｇ入っていますが、この食品自体が消化しやすいように加工されているので、糖質がスムーズに消化・吸収された結果として、結局は血糖値が急上昇してしまっています。

60分でピークを迎えたのち、100分後にも、血糖値が再上昇しているところにも注目してください。

これは、**「二峰性の変動」**と考えられます。

摂取した炭水化物が多すぎると、1回目のインスリンの分泌だけでは糖質を処理しきれずに、2回目のインスリン分泌が起こってしまう現象です。

つまり、今回の食事では、明らかに私が糖質をとりすぎているということですね。二峰性の変動が起こってしまうということは、血管にもすい臓にも負担となるので、できれば避けたいところです。

もちろん、オートミールは栄養価が高く、健康効果がいろいろと期待できるのも事実でしょう。白いごはんの代わりにオートミールを活用することはおおいに結構なことだと思います。

ただし、ヘルシーなイメージを妄信してしまって、食べすぎになったりしないように心がけてください。オートミールだからといって、「血糖値の心配はいらない」ということにはなりませんので、ご注意ください。

結論

- **健康的なオートミールも、食パンと同じくらい血糖値を上げた**
- **ヘルシーなイメージを妄信しての食べすぎには、くれぐれもご注意を**

炊き立てごはんvs.冷やごはん

冷やごはんを例に、血糖値上昇の抑制が期待される レジスタントスターチの効果を検証

**炊き立てごはん、冷やごはんを
食べたときの血糖値グラフ**

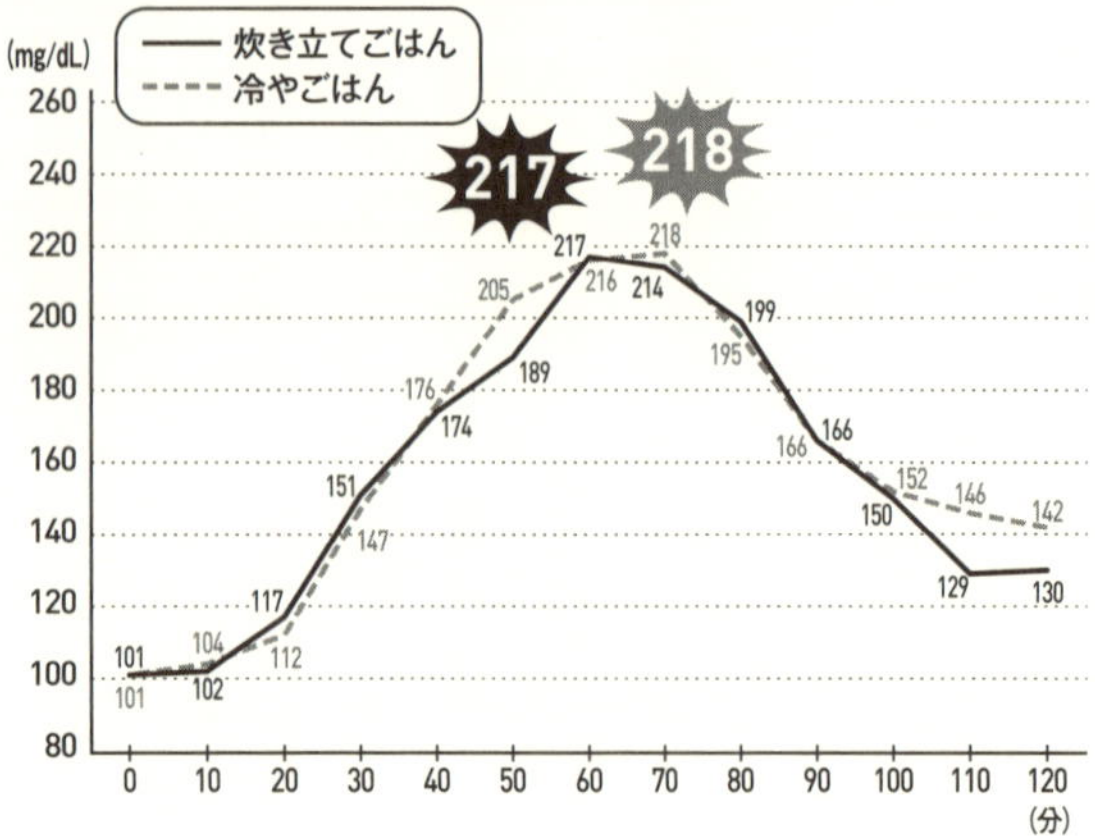

1杯（150g）当たり
エネルギー 234kcal
炭水化物 55.7g

	冷やごはん	炊き立てごはん
初期値	101 mg/dL	101 mg/dL
	↓ 70分後	↓ 60分後
最大値	218 mg/dL	217 mg/dL
上昇幅	117 mg/dL	116 mg/dL

「レジスタントスターチ」という言葉には聞き覚えがあるかたも多いでしょう。最近は落ち着いた感がありますが、一時期かなりの注目を集め、インターネットなどでもさかんに取り上げられていました。

レジスタントスターチとは、「体内で消化されない（＝レジスタント）でんぷん（＝スターチ）」を指します。「難消化性でんぷん」といわれることもあります。**消化されず腸に届くところから、食物繊維と同じような働きをする**とされています。

レジスタントスターチが腸まで届くと、そこで腸内の善玉菌のエサとなり、腸内環境を整えてくれるとのこと。血糖値上昇の抑制効果もあるとも……。

レジスタントスターチにも、いくつかの種類があるのですが、その1つが冷やごはん。炊き立てのごはんを冷却、放置しておくと、そこにできるというのですね。

では、その冷やごはん中にできたレジスタントスターチによって、なんらかの健康効果が期待できるのか。とくに食後血糖値の上昇抑制にも、レジスタントスターチは貢献できるのか。これが、今回の検証のテーマです。

検証の方法は次のようになります。まず炊き立てごはんを食べ、血糖値の変動を記録。次に、炊いたごはんを冷やして冷やごはんを作り、それを食べて、血糖値の上下動を追跡します。

まず、炊き立てごはんです。

初期値が101mg/dL。食べると、血糖値は急上昇し、60分でピークの**217mg/dL**まで達しました。その**上昇幅は116mg/dL**です。

次に、冷やごはん。

初期値は101mg/dL。食べると、血糖値は炊き立てごはんと同様に急上昇し、70分でピークに到達。**218mg/dL**を記録し、**上昇幅は117mg/dL**でした。

結果はご覧の通り、炊き立てごはんと冷やごはんとでは、ほとんど差のない結果となりました。

グラフを見ていただければ一目瞭然。変動の様子は、ほとんどピッタリ重なっています。強引に違いを探せば、ピークに到達するのが、冷やごはんのほうが少し遅れ（10分後）ているところでしょうか。

冷やごはんの中にレジスタントスターチができているのかもしれませんが、両者の上昇幅もほぼ同じで、血糖値の上昇をしっかり抑えてくれるほどの効果はなかったように見受けられます。

やはり、こういうものにあまり期待しすぎるのは考えものかもしれません。白いごはんが血糖値を上げてしまうことは紛れもない事実なので、**血糖値が気になるかたは、血糖値の上昇を抑制できる工夫をしっかり行うことが基本**となるでしょう。ベジファーストでも、ナッツファーストでもお好みのものでいいでしょう。カーボラストの工夫さえすれば、無理に冷やごはんを食べる必要もなく、温かい白いごはんも食べられますよ。

結論

- 冷やごはんを食べても、残念ながら、レジスタントスターチによる血糖値の上昇抑制効果は見出せなかった
- 冷やごはんより、カーボラストで温かいごはんを食べるほうがおすすめ

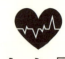

ヨーグルト

おなかにいいヨーグルトも血糖値を上げてしまうのか

低糖ヨーグルトを食べたときの血糖値グラフ

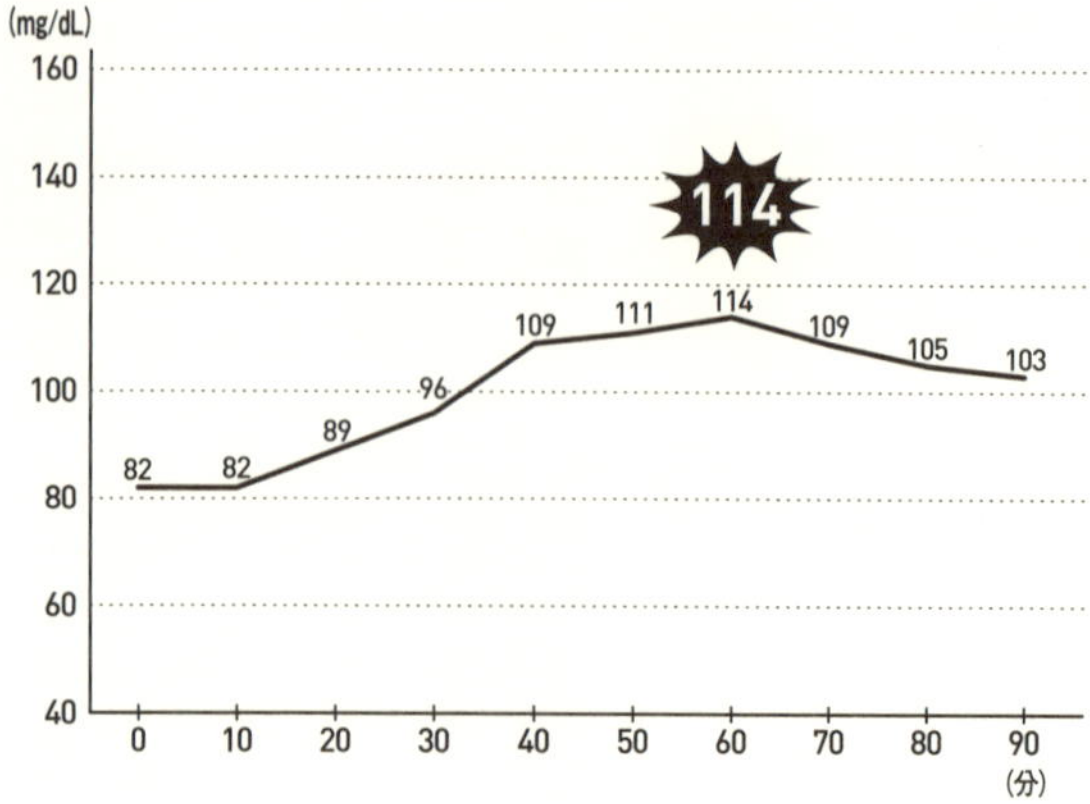

低糖ヨーグルト

初期値 82 mg/dL

↓ 60分後

最大値 114 mg/dL

上昇幅 32 mg/dL

1カップ（180g）当たり

エネルギー 144kcal

炭水化物 17.5g（糖質15.3g）

低糖ヨーグルトの場合、ゆるやかに血糖値が上がっていき、30㎎／dLほどの上昇幅を示しました。低糖なら、おやつとして食べるのもOKでしょう。ただし、低糖でもこれくらい血糖値が上がってしまう（糖分が増えればもっと上がる）ということは、ぜひ覚えておいてください。

腸内環境の改善や便秘解消、免疫力アップなど、さまざまな健康効果が期待できるとされるヨーグルト。血糖値に関してはどうなのでしょうか。

血糖値を上げる要因となってしまうのか、それとも、食後血糖値の抑制効果が期待できるものなのでしょうか。

低糖のヨーグルトを使って検証してみました。

試したヨーグルトは1カップ（180g）です。

初期値は82mg／dL。

食べると、血糖値はなだらかなカーブを描いて上がっていきました。

ピークは60分後。その値は**114mg／dL**を記録。

上昇幅は32mg／dLでした。

今回検証で用いたヨーグルトには、17・5gの炭水化物が含まれていました。

そのうち、糖質が15・3g。

このように炭水化物がそれなりに含まれているために、それ相応の血糖値の上昇が起こったと考えられます。

ただし、その上昇幅は30mg／dLちょっと。

これくらいの分量を食べている分には、血糖値の急上昇が引き起こされることはないので、**おやつとか、食後などに少しヨーグルトを食べる分には問題ない**と考えられます。

ただ、ヨーグルトで**気をつけたいのは、甘いタイプのヨーグルトや、フルーツ入りのヨーグルト**。そもそも低糖のヨーグルトですら、これくらい血糖値が上がってしまうわけです。ですから、甘みのついたヨーグルトとなると、さらに、もっと血糖値を上げてしまうおそれがあります。

また、朝食にヨーグルトをとる習慣になっているかたも、少なからずいらっしゃるでしょう。

無糖や低糖のヨーグルトのみを食べている分には問題になりませんが、「ヨーグルト＋フルーツ」というパターンの食べ方をされているかたは、要注意です。フルーツ入りのヨーグルトは、いかにもヘルシーなイメージがあります。

しかし、血糖値という観点から見ると、残念ながらあまりおすすめできないのです。フルーツは血糖値を上昇させてしまうものが多いからです。

また、ヨーグルトを利用したスムージーについても同様で、ヨーグルトとフルーツと組み合わせてスムージーを作ると、血糖値が上がりやすくなってしまうおそれがあります（スムージーについては次項で検証します）。

冒頭にも触れた通り、ヨーグルトには腸内環境を整えるとか、便秘を改善するとか、免疫力アップといった多くの効能があり、そういった効能に期待してヨーグルトを常食することはすすめられます。

ただ、ヘルシーに思えるヨーグルトも、場合によっては血糖値を上げてしまうケースもあるので、糖尿病の持病をお持ちの人やその予備軍の人たちは、上手に、慎重にヨーグルトを活用していただければと思います。

結論

- **ヨーグルトも血糖値を多少上げる（低糖の場合）**
- **甘みの強いヨーグルト、フルーツ入りヨーグルトは要警戒**

スムージー

ヘルシーなイメージが強いが材料によっては血糖値爆上げ!?

スムージーを食べたときの血糖値グラフ

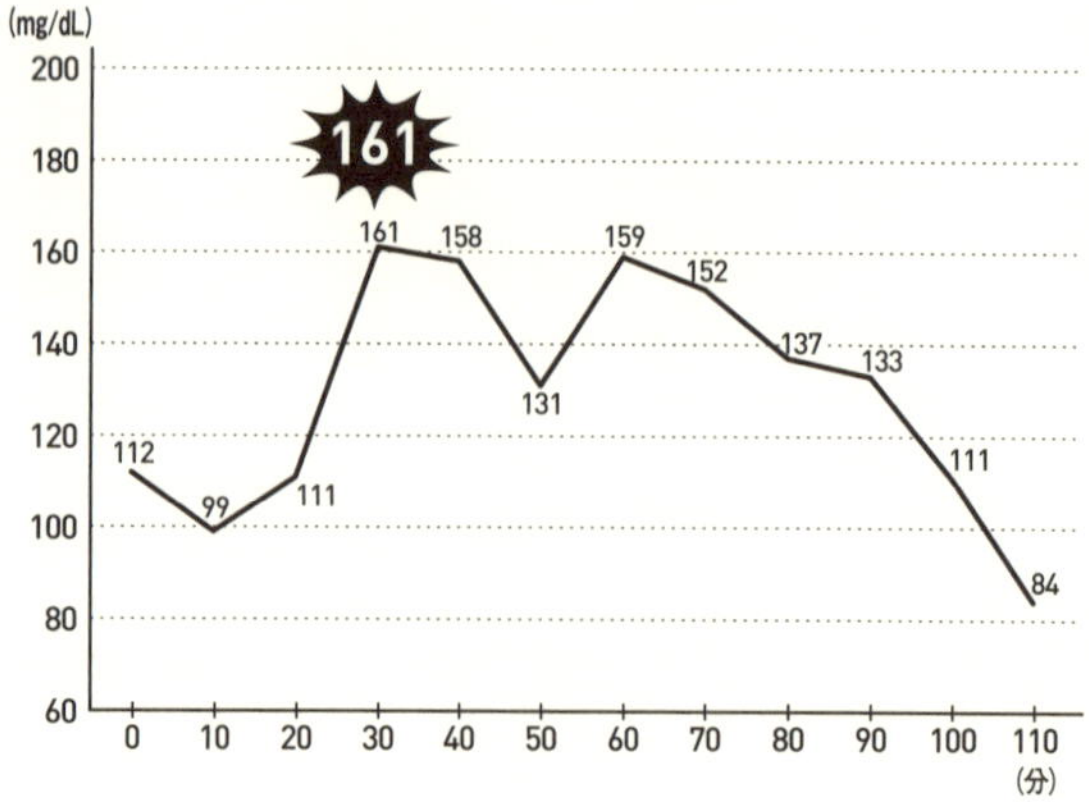

スムージー

初期値 112 mg/dL

↓ 30分後

最大値 161 mg/dL

上昇幅 49 mg/dL

材料はバナナ、キウイ、小松菜、豆乳。

ヘルシーなイメージのスムージーですが、フルーツを多く入れすぎると、血糖値の上がりやすいメニューとなります。ご覧の通り、食後30分で血糖値が急上昇し、上昇幅49mg／dLを記録。スムージーの内容によっては普通のごはん1食分の血糖値上昇を引き起こすおそれあり。

健康のために、毎朝スムージーを作って飲んでいらっしゃるかたも多いでしょう。小松菜などを入れると、きれいなグリーンのできあがりとなり、見た目も健康によさそうなイメージです。

そんなスムージーですが、血糖値の観点から見たときにはどうなのでしょうか。

実際に我が家でスムージーを作ってみました。

材料（3回分）は、バナナ1本、キウイ1個、小松菜1束、豆乳100mlです（数値は暫定値）。スムージー1カップを飲み、血糖値の変動を検証しました。

初期値は112mg／dL。

飲むと、スルスルと上昇して、わずか30分でピークに達しました。数値は**161mg／dL**まで上昇。**上昇幅が49mg／dL**にもなりました。

「予想以上に血糖値が上がってしまったな」という印象ですね。

フルーツの糖質はそもそも血糖値を引き上げやすいのですが、とくにバナナは糖質量も多く、しかも、スムージーを作る際ミキサーなどにかけられ粉砕されていますから、より吸収がすみやかになり、血糖値を上げやすくなっています。

朝は、その日に活動量の多い仕事があるかたなら、血糖値の多少上がる食品をとっても問題ありません（その日の活動エネルギーになるわけですから）。

しかし、残念なことに、**現代人の多くはデスクワーク主体。エネルギーを消費しにくい仕事に就いているビジネスパーソンにとって、朝から血糖値を上げてしまう食材やメニューは、できるだけ控えたほうがよい**でしょう。ましてや、糖尿病をお持ちだったり、血糖値がやや高めのかたは、朝のメニューもよく検討して選ぶことがすすめられます。

とくにスムージーにすると、フルーツが簡単にとれてしまいます。意識して材料を選ばないと、ついつい糖質のとりすぎになり、その結果として、毎朝、血糖値の急上昇が引き起こされてしまうおそれがあるのです。

私の患者さんにもスムージーを飲んでいらっしゃるかたが少なくありません。ただ、主治医として、「スムージーを飲んではダメですよ」などとダメ出しすることはありません。むしろそれよりも、血糖値をコントロールするための原則をお伝えするように心がけています。

この場合なら、

・フルーツは血糖値を上げやすい食材であること
・そのため、1日にとってよいフルーツの総量の目安がある
・1日のフルーツ摂取量の目安は片手にのる量
・バナナだったら、本当は半分が理想だけど、1本まではいいでしょう
・もしも朝、スムージーでフルーツをとったなら、昼、夜はフルーツなしで

といったように、1日のトータルで考えていくことが重要なのですね。

毎朝、スムージーを飲んでいる習慣をお持ちのかたも、ご自分のスムージーの内容量や1日のトータルのフルーツ摂取量を見直してみてはいかがでしょうか。

結論

- ヘルシーと思われているスムージーも意外に血糖値をしっかり上げてしまう
- 1日のフルーツ摂取量の目安は、片手にのる分量
- 朝スムージーをとったら、昼と夜のフルーツはガマン

お酢

食後血糖値の上昇を抑制する効果があるって本当？

冷麺、冷麺＋リンゴ酢を
食べたときの血糖値グラフ

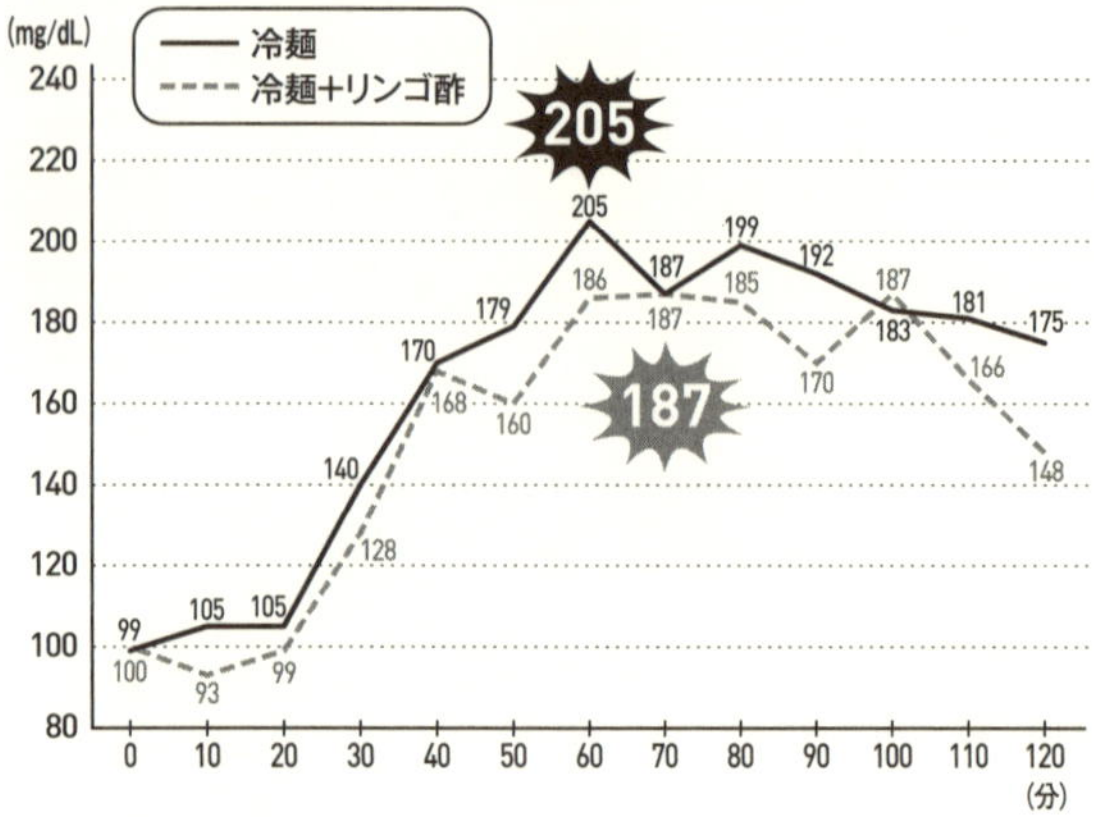

冷麺
エネルギー 334kcal
炭水化物 66.4g

冷麺＋リンゴ酢（35ml）当たり
エネルギー 346kcal
炭水化物 69.6g

	冷麺＋リンゴ酢	冷麺
初期値	100 mg/dL	99 mg/dL
	↓70分後	↓60分後
最大値	187 mg/dL	205 mg/dL
上昇幅	87 mg/dL	106 mg/dL

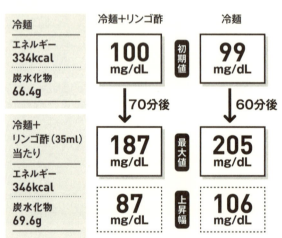

お酢には、食後血糖値の上昇をゆるやかにする効果があるといわれています。実際にそうした効果があるのかどうか、検証してみました。

検証のやり方は次のようになります。まず冷麺を冷麺のみで食べ、血糖値の変動をチェックします。次に、同じ冷麺にリンゴ酢をかけて食し、その後の血糖値の変動を記録しました。

お酢は、みなさんからリクエストの多かったリンゴ酢で試しています。

まず、冷麺のみの結果です。

初期値は99mg／dL。食べると血糖値は急上昇し、60分後に**205mg／dL**に達しました。**上昇幅は106mg／dL**でした。

続いて、冷麺＋リンゴ酢。リンゴ酢を加えると、酢の酸味とリンゴの酸味が加わっておいしく食べられました。

初期値が100mg／dL。血糖値はわりとゆっくりと上昇。微妙に上下動をくりかえして、70分の時点でピークに達しました。なお、その後一度下がった血糖値が100分の時点で、また同じ値まで上がっていますが、この場合、70分時点をピークと考えます。

ピークの値は、**１８７mg／dL。** **上昇幅は87mg／dL**でした。

この結果を見てみると、やはり**お酢には血糖値の上昇を抑制する効果があるのではないか**と考えられます。

この冷麺は、66・４gもの炭水化物（＝糖質）を含みます。相当な含有量なので、当然、血糖値は急上昇しています。ピークは２００mg／dL超えして、上昇幅も１００mg／dLを超えました。

一方、リンゴ酢を加えると、血糖値の上昇の度合いも、たしかにゆるやかになりました。**ピークの数値も低めに抑えられ、血糖値の上昇幅は20mg／dLも下がっています。**たしかに、お酢はよさそうですね。

お酢と血糖値の関連についてはいろいろな研究があり、**お酢に含まれる酢酸が食後血糖値の上昇を抑制する**といった報告があります。

ミツカンにもお酢の研究があり、約大さじ1杯（約15ml）のお酢を食事と一緒にとると、食後の血糖値上昇がゆるやかになると報告されています（「健常な女性における食酢の食後血糖値上昇抑制効果」日本臨床栄養学会雑誌 27：321-325 2006より）。

今回の検証では、冷麺にリンゴ酢を加えて摂取していますが、**お酢のドリンクを食事の15分前に飲んでおき、それから食事（この場合なら冷麺）を食べるという使い方もある**でしょう。つまり、「お酢ファースト」です。これもいいかもしれませんね。機会があったら、お酢ファーストも検証し、動画をアップしてみたいと思います。みなさんも、お酢と食事を一緒にとるバージョン、お酢ファーストバージョン、それぞれお試しになってみてはいかがでしょうか。

なお、お酢は薄めずに飲むと、刺激が強すぎる場合がありますので、飲む場合は水などで薄める必要があります。

結論

- **リンゴ酢によって血糖値の上昇幅が20mg／dL低下**
- **お酢には、やはり食後血糖値の上昇抑制効果があると考えられる**

トクホのお茶

トクホのお茶VS.高糖質デザート 果たして抑制効果は発揮されるのか

トクホのお茶＋どら焼きを直前と15分前で それぞれ食べたときの血糖値グラフ

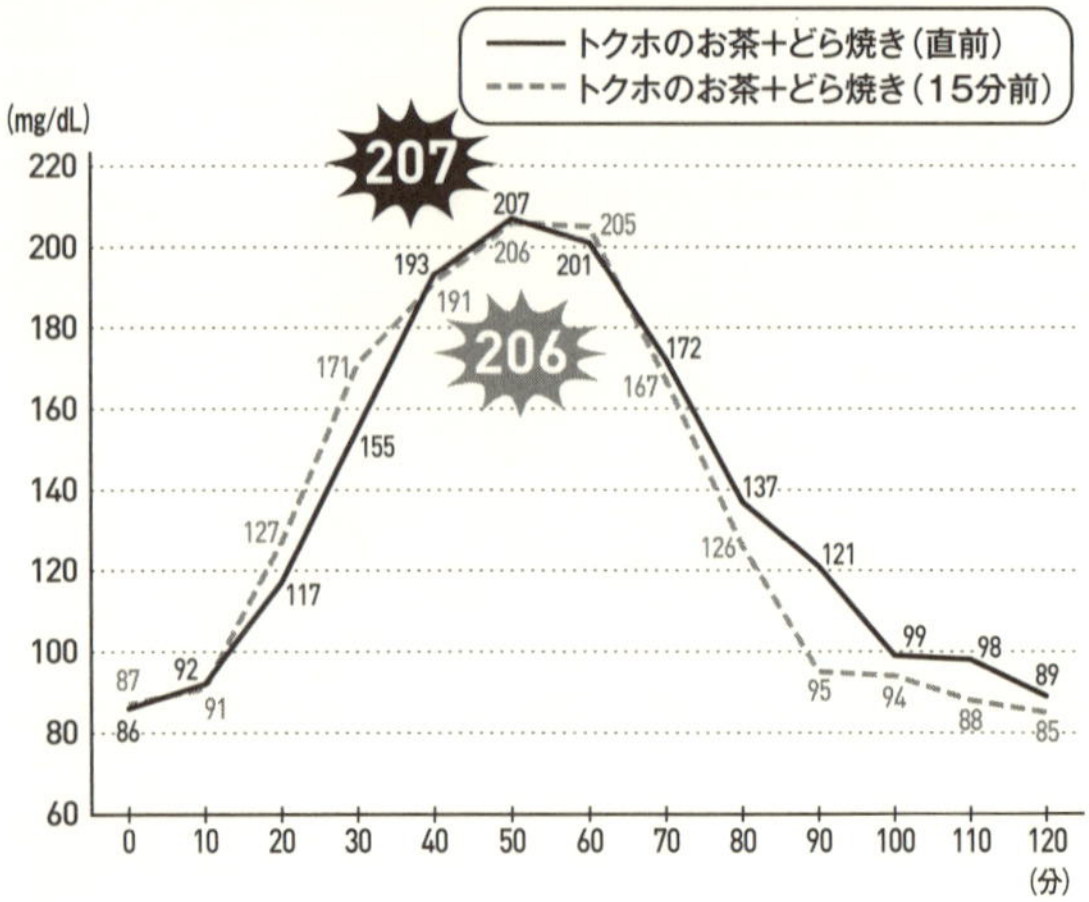

	トクホのお茶＋どら焼き（15分前）		トクホのお茶＋どら焼き（直前）
初期値	87 mg/dL		86 mg/dL
	↓50分後		↓50分後
最大値	206 mg/dL		207 mg/dL
上昇幅	119 mg/dL		121 mg/dL

トクホのお茶 1本当たり
- エネルギー 0kcal
- 炭水化物 5.0g （糖質0g）

どら焼き1個 当たり
- エネルギー 189kcal
- 炭水化物 36.7g

トクホのお茶とは、特定保健用食品のお茶のことを指します。今回取り上げるトクホのお茶には、難消化性デキストリンが含まれているとされています。

難消化性デキストリンというのは、トウモロコシなどのでんぷんから抽出された難消化性成分。その名前の通り、消化されにくく、腸内環境を整える効果が期待できるという報告があります。

また、整腸作用以外にも、**糖の吸収を遅らせる作用**があるといわれています。つまり、この成分を含んだ**トクホのお茶を飲むことで、食後血糖値の上昇を抑制することが期待できる**ということ。

そこで、実際にトクホのお茶を飲んで、血糖値の上昇を抑えることができるかどうかを検証してみました。

今回は、次の2つの食べ方で検証しました。

①トクホのお茶を半分ほど飲んでから、どら焼きを食べつつ、トクホのお茶も飲んでいく

②15分ほど前にトクホのお茶を飲んでおき、それからどら焼きを食べる

後者の食べ方は、いわばトクホのお茶ファーストの食べ方となります。それで、結果はどうだったでしょうか。

まず①の方法。

初期値が86mg／dL。トクホ茶を半分ほど飲んでから、どら焼きを食べつつ、トクホ茶も飲んでいきます。血糖値はグイグイと上昇し、50分後にピーク。**207mg／dL**を記録しました。**上昇幅は121mg／dL**でした。

次に②のトクホ茶ファーストの方法。

初期値は、87mg／dL。先にトクホ茶を飲んでおいても、どら焼きを食べると、血糖値は同じように急上昇し、50分後にピークを迎えました。**206mg／dL**が最高値。その**上昇幅は119mg／dL**でした。

結論からいえば、直前に飲んだ①のバージョンでも、15分前に飲んだ②のトクホのお茶ファーストでも、ともに血糖値をおよそ120ほども上昇させてしまっています。

たしかにトクホのお茶には、難消化性デキストリンが入っており、血糖値の吸収を抑制する効果をもたらしてくれるのかもしれません。

しかしどら焼きには、皮に小麦粉、砂糖、あんこにたっぷりの砂糖、ハチミツ、水飴などが含まれています。**炭水化物の総量は36・7g**。**どら焼きの圧倒的な炭水化物パワーに、トクホのお茶は勝てなかった**ということになりますね。

もちろん、トクホのお茶の効果がまったくないということではないでしょうが、ただ、その効果を過信して、どら焼きなどの炭水化物のたっぷり入った食品をたくさん食べることは、おすすめできないということになります。

どら焼きのような食品を食べる場合、血糖値の急上昇を抑え、血糖値スパイクを避けるためには、**トクホのお茶だけに頼らず、摂取量を半分にしておくとか、食後の運動を心がけるといった方法を合わせて行う**ことを提案したいと思います。

結論

・トクホのお茶は、どら焼きの炭水化物パワーには勝てなかった
・トクホのお茶に頼り切らず、摂取量を減らしたり、食後に運動したりしよう!

乳酸菌飲料

一世を風靡した高菌数乳酸菌飲料は血糖値の観点から見ると健康的なのか

乳酸菌飲料を飲んだときの血糖値グラフ

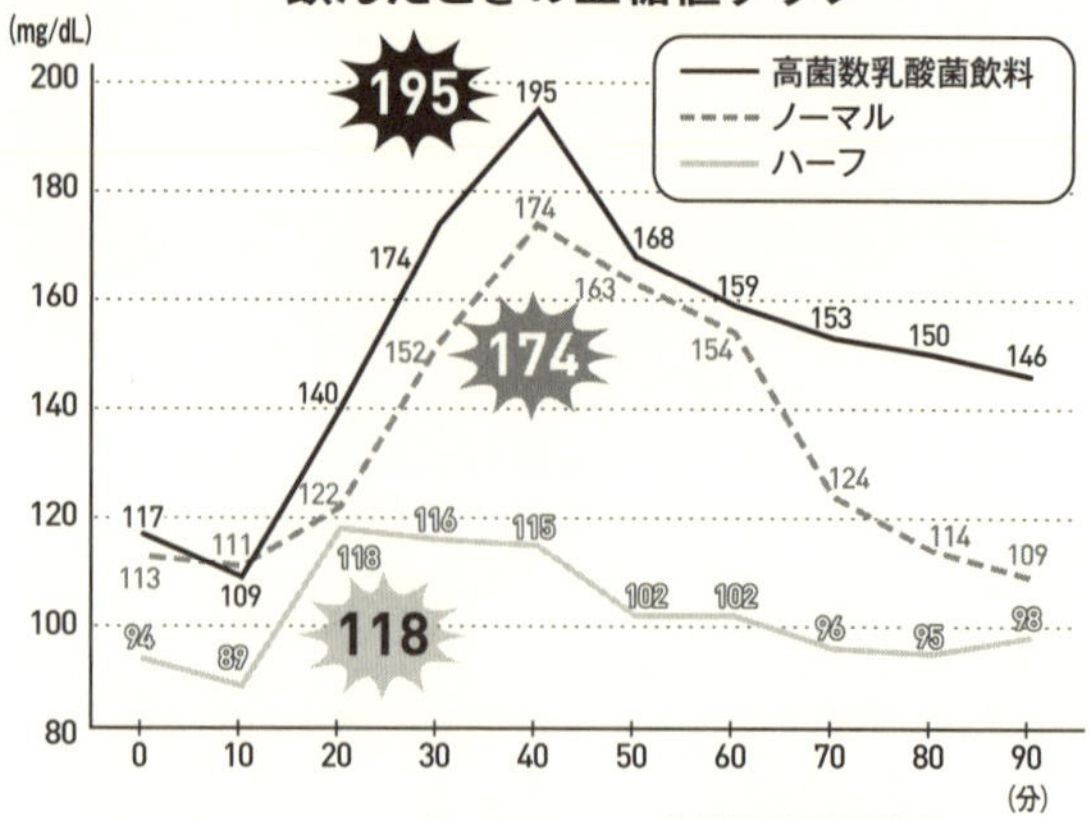

	ハーフ	ノーマル	高菌数乳酸菌飲料
初期値	94 mg/dL	113 mg/dL	117 mg/dL
	↓20分後	↓40分後	↓40分後
最大値	118 mg/dL	174 mg/dL	195 mg/dL
上昇幅	24 mg/dL	61 mg/dL	78 mg/dL

ハーフ1本（100ml）当たり
エネルギー
25kcal
炭水化物
5.7g
（糖質0.1g）
（たんぱく質0.8g）

ノーマル1本（100ml）当たり
エネルギー
50kcal
炭水化物
11.5g
（糖質0.1g）
（たんぱく質0.8g）

高菌数乳酸菌飲料1本（100ml）当たり
エネルギー
63kcal
炭水化物
14.1g

多くの乳酸菌を含むことで知られ、一時期、爆発的なブームにもなった乳酸菌飲料ですが、果たして血糖値の観点から見ると、どうなのでしょうか。

まずは高菌数乳酸菌飲料を飲んで、検証してみました。

初期値は117mg／dL。かなりの角度で急上昇し、40分後にピーク、**195mg／dL**を記録しました。

その**上昇幅は78mg／dL**となっています。

この検証する以前に、同じ系列の製品で、通常の乳酸菌飲料であるノーマルと、糖質とカロリーが半分のハーフの乳酸菌飲料も試していましたので、その傾向はある程度予想できていました。そして、予想通り、血糖値はかなり急上昇しています。

こちらには1本100ml当たり、**14・1gの炭水化物**が含まれています。

検証結果の血糖値の急上昇は、この炭水化物量を反映していることはいうまでもありません。

しかも、炭水化物中に、**砂糖、ブドウ糖果糖液糖、高果糖液糖**が含まれています。

実際、飲んでみるとかなり甘いのですね。

その甘みは、これらの成分からきているわけです。そして、これらの成分はいずれも、血糖値を急上昇させてしまう有力な要因となっています。

この高菌数の乳酸菌飲料には、飲み続けることでストレスをやわらげ、睡眠の質を高める効果があるとされています。また、乳酸菌を生きたまま腸内に取り込むことで、腸内環境を整える効果も期待されます。

ただし、血糖値という観点から見ると、1本でこれだけの血糖値の急上昇を引き起こしてしまうので、糖尿病内科医としては、「糖尿病のかたや、血糖値を気にしている予備軍のかたなどにはおすすめできないな」と思います。

また、以前の検証では、ノーマルタイプの乳酸菌飲料と、ハーフのものの検証も行っています。

ノーマルに含まれる炭水化物は11・5g、ハーフの炭水化物が5・7gです。

ノーマルは、**初期値が113mg/dLで、ピークが174mg/dL**。**上昇幅が61mg/dL**でした。

ハーフは**初期値が94mg/dL**で、**ピークが118mg/dL**。**上昇幅は24mg/dL**でした。

結果を照らし合わせると、炭水化物量に見合った感じに、血糖値の上昇も起こっています。個人的には、もう少しハーフも血糖値を上がると思っていました。しかし実際にはそれほど上がらず、30mg／dL未満の血糖値上昇にとどまりました。**血糖値が気になるかたが、もしもこの3つから選ぶとするなら、ハーフがおすすめということになる**でしょう。

無論、乳酸菌飲料にこだわらなければ、ヨーグルトなど、腸内環境を整える食品・食材はたくさんありますから、多くの選択肢の中から、血糖値の上がりにくいものを選んでいくことをおすすめしたいと思います。

結論

- 高菌数乳酸菌飲料は、血糖値の急上昇を引き起こしてしまうおそれあり
- 血糖値が気になるかたは、腸内環境改善のためにも、血糖値の上昇を引き起こさない食材を選ぶこと

オリゴ糖飲料

整腸作用のあるオリゴ糖飲料を飲むと、血糖値にはどういった影響があるのか

オリゴ糖飲料を
飲んだときの血糖値グラフ

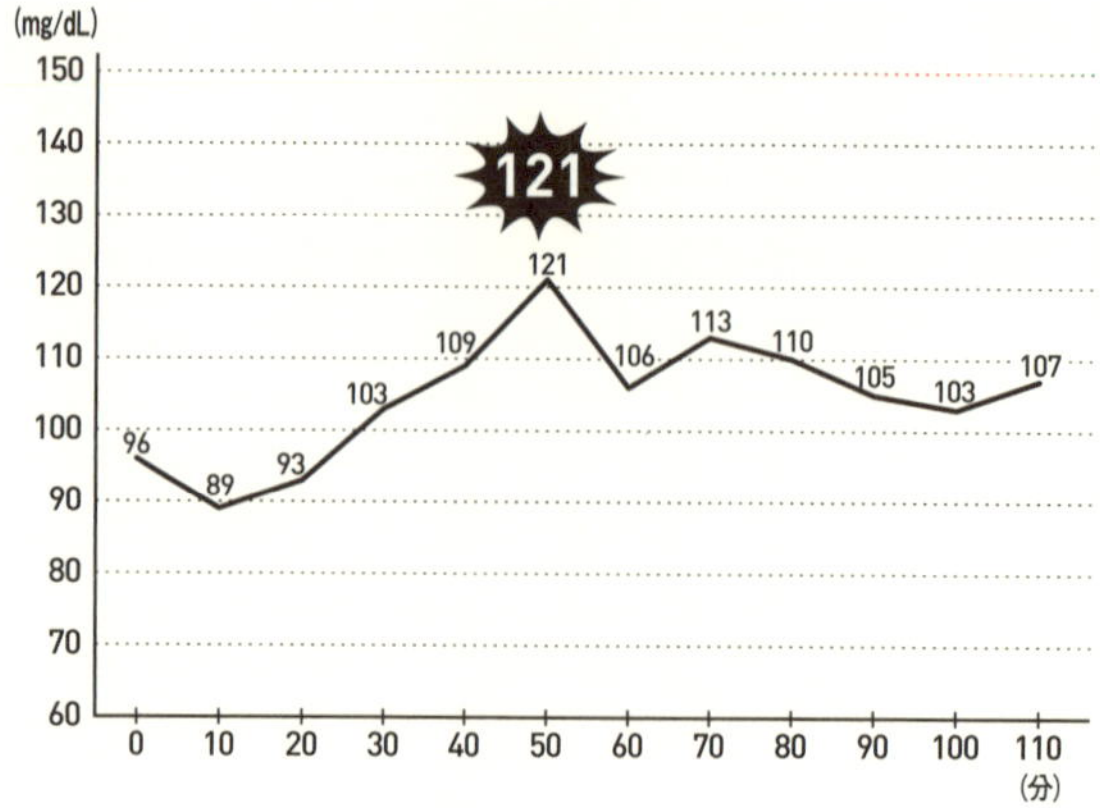

オリゴ糖飲料

初期値 **96** mg/dL

↓ 50分後

最大値 **121** mg/dL

上昇幅 **25** mg/dL

1本
(200ml)
当たり

エネルギー
113kcal

炭水化物
16.5g
(糖質3.8g)
(たんぱく質
5.2g)

このオリゴ糖飲料にはフラクトオリゴ糖という吸収されない糖質が含まれており、その影響で飲料に含まれる糖質全体の吸収も進みにくくなっています。結果として、血糖値の上昇は25程度にとどまりました。オリゴ糖飲料とヨーグルトの組み合わせもおすすめです。

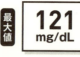

「オリゴ糖」という言葉自体は、みなさんもよく聞くようになってきているかと思います。ただ、改めて「オリゴ糖ってなんなの?」と聞かれると、パッと答えられる人は少ないかもしれません。

オリゴ糖は、炭水化物の一種。炭水化物の構成単位は「単糖」と呼ばれるものですが、この単糖が1個の糖が「単糖類」、2個の糖が「二糖類」と呼ばれます。さらに、単糖が3個~9個つらなったものが「オリゴ糖」です。

オリゴ糖にはいろいろな種類があり、食べても消化されずに大腸まで届くのが、難消化性タイプのオリゴ糖の仲間です。

これらは腸内環境を整える働きがあるため、現在では、この難消化性のオリゴ糖を配合した食品やサプリメントなどがたくさん発売されています。

さて、そこで今回試すのが、そのオリゴ糖を含んだ飲料。

さっそく検証をしてみると……。

初期値は96mg/dL。

食べると、血糖値はゆっくりと上昇し、50分後にようやくピーク。

その値は**121mg／dLにとどまりました。**

上昇幅は25mg／dLです。

たしかに血糖値は少し上がったものの、それほどの急上昇は起こらなかったという結果でした。

この飲料には、16・5gもの炭水化物が含まれています。

炭水化物量としては割に多いほうで、通常なら、もっとグッと血糖値が上がってしまってもおかしくありません。これがもしも前項のブドウ糖果糖液糖であったりしたら、もっと急上昇が起こってしまっていたはず。ただ、そうはなりませんでした。それがおそらくオリゴ糖の働きということになるでしょう。

この飲料の炭水化物のうちに、**フラクトオリゴ糖という難消化性のオリゴ糖**の仲間の1つが含まれており、**このオリゴ糖の作用によって、糖全体の吸収がゆっくりとなり、血糖値の上昇が抑えられる結果となった**と考えられます。

ただ、いくら血糖値が上がりにくいとはいっても、複数本飲んでしまったら、やはり血糖値は上がってしまいます。

ですから、もちろん飲みすぎには注意。

オリゴ糖飲料は、単体で飲む以外の活用法もあるでしょう。

たとえば、人工甘味料は使いたくないけれども、少し甘みが欲しい。そんなケースに好適です。オリゴ糖飲料を加えることで適度な甘みが得られて、しかも健康面での効果も期待できるということになります。

先にも触れた通り、オリゴ糖は腸内細菌のエサとなって、腸内環境を整える働きがあります。そうした目的で、無糖のヨーグルトなどにオリゴ糖飲料をかけて食べるといった使い方もいいでしょう。

腸内環境が整うと、血糖値が上がりにくくなるともいわれていますから、血糖値が気になる糖尿病予備軍のかたにもおすすめできます。

結論

- オリゴ糖飲料は、血糖値の急上昇を引き起こさなかった
- オリゴ糖飲料＋無糖ヨーグルトで、腸内環境の改善効果が期待

経口補水液

脱水症状の対策にはなるが、血糖値を爆上げしてしまうので要注意！

経口補水液を飲んだときの血糖値グラフ

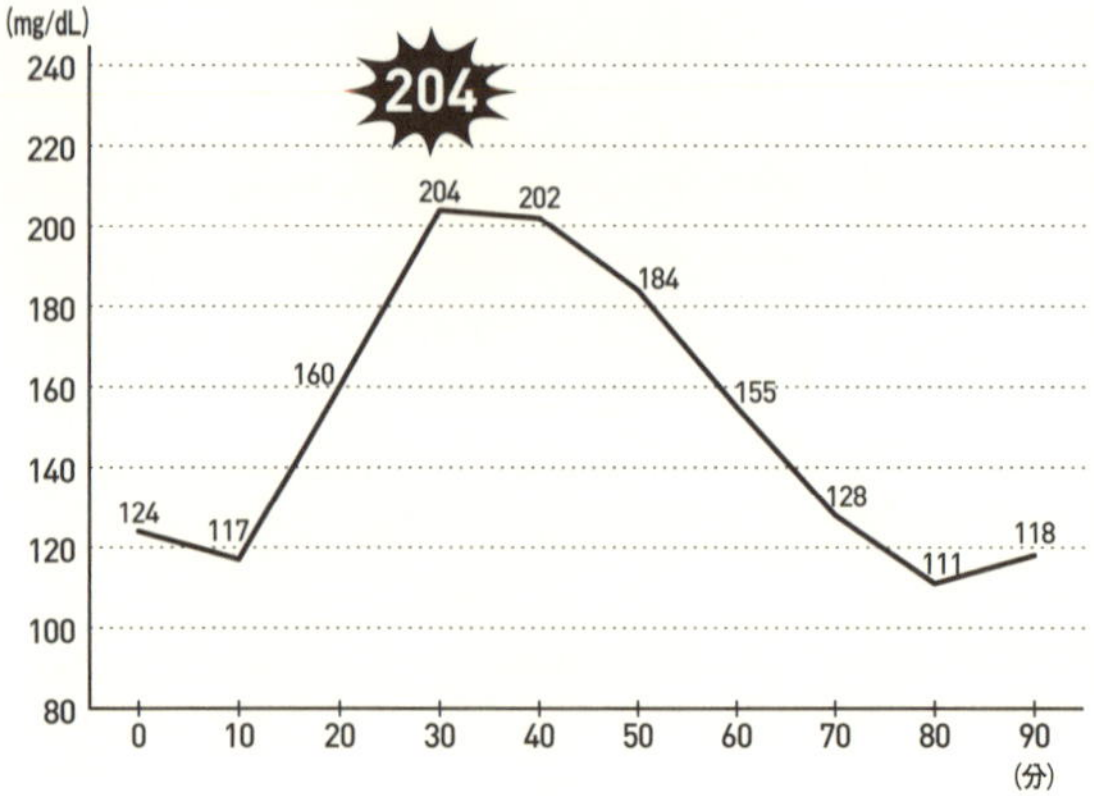

経口補水液

初期値 **124** mg/dL

↓ 30分後

最大値 **204** mg/dL

上昇幅 **80** mg/dL

1本（500ml）当たり
エネルギー 50kcal
炭水化物 12.5g

経口補水液は脱水を防ぐために吸収がスムーズになっており、血糖値が非常に上がりやすいのです。飲んでみると血糖値はやはり急上昇し、わずか30分で204㎎／dLに到達しました。このようにすみやかに血糖値を上げてしまうため、使用はくれぐれも慎重に。

経口補水液とは、熱中症などで身体が脱水状態に陥《おちい》りかけたとき、水や電解質を補給するためのものです。では、その経口補水液を、脱水のないごく普通の体調の人が飲むと、血糖値はどうなるのでしょうか。

これを検証してみました。

初期値は124mg／dL。血糖値はいったん下がったものの、すぐに急上昇し、30分後にピークを迎えました。

その値は**204mg／dL**。**上昇幅は80mg／dL**となっています。

こうした経口補水液や、それに近い存在であるスポーツドリンクは、冒頭に触れた通り、熱中症になるような環境の条件下で、水分と適度な塩分補給を行うものです。わかりやすくいえば、経口補水液とは、点滴の代わりになる飲み物ということになるでしょう。

「点滴が必要なほどの脱水が起こっていそうだ」あるいは、「このままだとそれくらい脱水してしまいそう」といった状況で、ただ、それでも即、点滴が必要なほどは重症ではなく、口からの飲料補給ができそうな人に提供される飲み物ということになります。

経口補水液は、脱水を防ぐため内容物が吸収されやすいようにできています。当然、吸収もスムーズですから、血糖値も非常に上がりやすいのです。

実際に飲んでみると、予想通りに血糖値は急上昇しました。

「今日は暑くなりそうだから、水分補給の代わりに飲んでおこうかな?」といった程度の状況で飲むものではありません。

というより、そうした状況で飲んではいけません。

これはスポーツドリンクに関しても、ある程度あてはまることです。スポーツドリンクも、「今日は暑くなりそうだから」というだけで飲んではいけないと考えてください。

「今日は炎天下の作業があり、脱水のリスクがありそうだ」とか、「暑い中、スポーツで何時間も外で過ごさなければならない」といった厳しい条件が予想されるときに、念のために飲んでおくのはいいでしょう。

ただ、そんな日でもスポーツドリンクに頼らずに、無糖のお茶などで水分をとって、食事から適切な塩分を補給しておけば十分とも考えられるのです。
というのも、スポーツドリンクも、今回の経口補水液と同様に、血糖値を急上昇させてしまうからです。含まれている炭水化物量によりますが、経口補水液よりも、激しく血糖値を上昇させてしまうスポーツドリンクもあるのです。

とくに怖いのは、スポーツドリンクなど、糖質を多く含んだ飲料を飲みすぎたときに起こるペットボトル症候群。

糖質を多く含んだ飲料を短時間に一気に摂取した場合、体内の血糖値が劇的に上昇し、自力で血糖値が下げられなくなり、救急搬送されたりするケースがあるのです。ですから、経口補水液やスポーツドリンクは、使うべき用途がごくごく限定されていると考えていただきたいのです。

結論

- 経口補水液、スポーツドリンクの夏のふだん飲みは絶対NG
- ペットボトル症候群にも気をつけて

おわりに

「なぜ先生は、糖尿病のお医者さんになったのですか」

取材などで聞かれることがあります。いつも私は、

「患者さんに寄り添える仕事だから」

そう答えてきました。

研修医としていろいろな病気の患者さんを担当させていただいたなかで、「自分に合っているのはこうしたタイプの仕事なのかな?」と考えるようになりました。糖尿病は慢性疾患で、担当医は患者さんと長いつきあいをすることになります。**その人の人生に寄り添い、患者さんに伴走するようなかたちで治療を行っていく。**それが自分にとって、とてもやりがいのある仕事に思えたのです。

当然ですが、**糖尿病という病気はいつもよくなっていくとは限りません。いや**

それどころか、むしろなかなかよくならないことのほうが多いかもしれません。長期的に見て血糖値を下げ、合併症などを防いでいくことが治療の目的となるわけですが、そのプロセスでは目に見える結果がなかなか出ないこともしばしばあります。

ましてやモニタリング装置を使い始めると、血糖値の変動を日々刻々と確認できることになります。結果がただちに見えてしまうんですね。そうなると、かえって血糖値の上下動に一喜一憂してしまうかたが少なくありません。血糖値がグンと上がってしまったら、「もうダメだ」と思い詰めてしまう人も多いのです。

「長い目で見て、血糖値を含めた身体の状態が全体として快方に向かっていくことを目指していきましょう。そのためにも一喜一憂せず、できる範囲で身体にいいことを続けていくことがとても大切ですよ」そんなふうに患者さんの背中を押したり、患者さんとともに過ごす日々を重ねながら、「自分はちゃんと寄り添えているだろうか」と自問自答するようになりました。

専門の糖尿病内科に紹介されてくる患者さんの中には、すでにかなり悪い状況に陥《おちい》っているかたも少なくありません。もちろん、出会った患者さんの治療に専心することは当然のこととして、自分にはまだできることがあるのではないか。

いいかえれば、**多くの糖尿病の患者さんと接しているうちに、予防医療の重要性というものをいよいよ切実に感じるようになった**といってもいいでしょう。

糖尿病のことをよく知っていただければ、糖尿病にならずに済む人がもっとたくさんいるのではないか。そして、そうした思いの延長線上に、YouTubeによる動画配信や本書があります。

ただ、目指すところは同じです。

直接お会いしている患者さんにも、糖尿病予備軍のかたにも、その手前のちょっと血糖値の高めの人たちのためにも、結局は同じことを伝えたいのです。

糖尿病という病気について、よく知ってください。よく知って理解すれば、何がよくて何がいけないか、見えてきます。

すべてはすぐに実践できないこともかもしれませんが、身体にいいことを地道に1つひとつ取り入れていきましょう。お昼のごはんを半分に減らすだけでもいいのです。

血糖値がみるみる下がるといった結果はすぐに出ないかもしれませんが、それでもあきらめずに続けていきましょう。

日々の地道な努力は決して裏切りません。

状態や数値がなかなか改善せず、苦しい時期もあるかもしれませんが、そうしたつらい日々を「あのころ頑張り続けてきたから、いまの健康があるんだな」とふりかえられる日が必ず来ると信じて、毎日の食事に気を配り、少しずつでも変えていきましょう。

そうやって根気よく積み重ねていくことが、よりよい未来へとつながっていきます。

本書が、血糖値に悩むかたたちの傍《かたわ》らにあってその悩みに寄り添い、みなさんの助けとなることを心から願っています。

山村《やまむら》　聡《そう》

山村　聡（やまむら　そう）

糖尿病内科医。九州大学医学部卒業後、研修医を経て昭和大学糖尿病内科に入局。糖尿病をはじめとする生活習慣病、内分泌疾患の診療に従事する。その後、フリーランスの内科医となり、2018年にYouTubeで「やさしい内科医のY's TV」を開設。2024年には、やさしい内科クリニックを開業する。動画では主に血糖値について取り上げており、食べ物の体当たりな検証動画が話題となり、現在は8万人のチャンネル登録者を獲得する（2025年2月現在）。

糖尿病《とうにょうびょう》専門《せんもん》ドクターが検証《けんしょう》！

血糖値《けっとうち》を下《さ》げる食事法《しょくじほう》について、
実際《じっさい》に試《ため》してみた

2025年3月13日　初版発行

著　者　山村《やまむら》　聡《そう》
発行者　山下直久
発　行　株式会社 KADOKAWA
〒102-8177　東京都千代田区富士見 2-13-3
電話 0570-002-301（ナビダイヤル）
印刷所　大日本印刷株式会社
製本所　大日本印刷株式会社

●お問い合わせ
https://www.kadokawa.co.jp/（「お問い合わせ」へお進みください）
※内容によっては、お答えできない場合があります。
※サポートは日本国内のみとさせていただきます。
※Japanese text only

定価はカバーに表示してあります。

ISBN 978-4-04-607376-1 C0077